SpringerWienNewYork

W0261199

Leo Auerbach, Alexander Meng,
Susanne Schunder-Tatzber,
Shichun Wen

Ernährung bei Krebs nach den 5 Elementen der TCM

SpringerWienNewYork

Ass.-Prof. Dr. Leo Auerbach
Leiter der Komplementären Ambulanz für Krebserkrankungen,
Medizinische Universität Wien

Prof. OA Dr. Alexander Meng
Neurologische Abteilung des KH Lainz

Dr. Susanne Schunder-Tatzber

Mag. Shichun Wen

Das Werk ist urheberrechtlich geschützt.
Die dadurch begründeten Rechte, insbesondere die der Übersetzung, des Nachdruckes, der Entnahme von Abbildungen, der Funksendung, der Wiedergabe auf photomechanischem oder ähnlichem Wege und der Speicherung in Datenverarbeitungsanlagen, bleiben, auch bei nur auszugsweiser Verwertung, vorbehalten. Die Wiedergabe von Gebrauchsnamen, Handelsnamen, Warenbezeichnungen usw. in diesem Buch berechtigt auch ohne besondere Kennzeichnung nicht zu der Annahme, dass solche Namen im Sinne der Warenzeichen- und Markenschutz-Gesetzgebung als frei zu betrachten wären und daher von jedermann benutzt werden dürfen.
Produkthaftung: Sämtliche Angaben in diesem Fachbuch erfolgen trotz sorgfältiger Bearbeitung und Kontrolle ohne Gewähr. Insbesondere Angaben über Dosierungsanweisungen und Applikationsformen müssen vom jeweiligen Anwender im Einzelfall anhand anderer Literaturstellen auf ihre Richtigkeit überprüft werden. Eine Haftung der Autoren oder des Verlages aus dem Inhalt dieses Werkes ist ausgeschlossen.

© 2005 Springer-Verlag/Wien · Printed in Austria
SpringerWienNewYork ist ein Unternehmen von
Springer Science+Business Media
springer.at

Layout: Harald Sedlak, SpringerWienNewYork
Druck: Holzhausen Druck & Medien GmbH., 1140 Wien, Österreich
Gedruckt auf säurefreiem, chlorfrei gebleichtem Papier - TCF
SPIN: 10972229

Mit zahlreichen Abbildungen

Bibliografische Information Der Deutschen Bibliothek
Die Deutsche Bibliothek verzeichnet diese Publikation in der Deutschen Nationalbibliografie; detaillierte bibliografische Daten sind im Internet über http://dnb.ddb.de abrufbar.

ISBN-10 3-211-20549-7 SpringerWienNewYork
ISBN-13 978-3-211-20549-5 SpringerWienNewYork

Vorwort

Das Interesse an ganzheitlichen Methoden zur Gesundheitserhaltung und Therapie hat in den letzten Jahren deutlich zugenommen und immer mehr Menschen möchten auch aktiv selbst zur Behandlung ihrer Krankheiten beitragen. Das gilt insbesondere für Krebserkrankungen, wo ausdrücklich die Erleichterung der Nebenwirkungen klinischer Krebsbehandlung, wie Chemo-, Hormon- oder Strahlentherapie im Vordergrund steht.

Nach der Öffnung Chinas und durch die Möglichkeit des weltweiten Informationsflusses wissen immer mehr Patienten über die Traditionell Chinesische Medizin (TCM) Bescheid und wollen sie für sich erfolgreich nützen. Es gibt eine Vielzahl von Büchern über den Einfluß der chinesischen Ernährung auf die Erhaltung der Gesundheit oder die positive Beeinflussung von Krankheiten. Da sich die TCM in einem anderen Kulturkreis mit unterschiedlichem philosophischem Verständnis und Hintergrund als eigenständige jahrtausende alte Medizinform entwickelt hat, ist es jedoch nicht einfach möglich, unser westlich-modernes medizinisches Verständnis direkt im Einklang mit dieser fernöstlichen Behandlungsmöglichkeit zu bringen – dies gilt vorallem für Versuche der Erklärung von Krankheitsursachen und Organfunktionen. Im alten China war es nicht üblich, anatomische Untersuchungen anzustellen, und daher haben sich andere Vorstellungen von Organ- und Körperfunktionen entwickelt. In manchen Fällen dürfen die Begriffe oft nur als Sinnbilder, Metapher für Veränderungen und Körpervorgänge verstanden werden.

Es war uns deshalb wichtig, den Erfahrungsschatz der TCM nach westlichen Kriterien aufzuarbeiten und den Lesern nahe zu bringen, wie die chinesische Ernährungslehre als Ergänzung zur klinischen Tumortherapie vorteilhaft eingesetzt werden kann. Die Ernährungshinweise sind entsprechend der Nebenwirkungen bzw. Beschwerden bei Krebserkrankungen zusammengestellt und leicht auffindbar. Und es war uns ein besonderes Anliegen, praxisnahe, leicht verständliche und einfach nach zu kochende Rezepte zur Verfügung zu stellen.

Dieses Buch konnte nur durch die Mithilfe und Unterstützung von

Herrn *Dr. Gerhard Hubmann* für fachlichen und wissenschaftlichen Rat,
Frau *Dr. Bettina Reiter* für ihre fachliche und organisatorische Unterstützung,
Frau *Mag. Sabine Schmaldienst*, DAO-Zentrum, für die praktische Information und Darstellung zu Qi Gong und Tai Ji Quan,
Frau *Susanne Peroutka* für Ihre wichtigen Impulse bei der Entstehung dieses Buches,
Frau *Dr. Kaija Polak* für ihre wertvollen Anregungen,
Frau *Mag. Renate Eichhorn* und Herrn *Edwin Schwarz* (Springer-Verlag) für die Lektorierung,
und der Firma *Fischman-Productions* für die Layout-Unterstützung entstehen.

Besonders erwähnt, sei der essentielle Beitrag der Firma *Ebewe Pharma Austria*, die durch großzügige Unterstützung entscheidend zum Gelingen des Projekts beigetragen hat.
Besonderer Dank auch an Frau *Prof. Dr. Zheng Mei Feng* von der TCM Universität Fuzhou in der Provinz Fujian, VRP China, die das Autorenteam besonders bei der Interpretation der Vorstellungen der TCM über Tumore und deren Behandlungsprinzipien beraten und unterstützt hat. Ihr Unterricht hat viel dazu beigetragen, das Verständnis für TCM und seine Prinzipien verständlich zu machen.

Leo Auerbach — Alexander Meng

Susanne Schunder-Tatzber — Shichun Wen

Wien, Juni 2005

Inhalt

1. Kapitel

Kurze Geschichte der Traditionell Chinesischen Medizin

Die Traditionell Chinesische Medizin (TCM) lässt sich weit in die Geschichte Chinas zurückverfolgen, und ähnlich wie in anderen Kulturen waren die Anfänge der Medizin eng mit religiös-philosophischen Ideen verknüpft. Zeugnisse früher medizinischer Anstrengungen haben chinesische Archäologen aus Gräbern aus der Zeit der Jungsteinzeit, die für China in die Zeit 8000–2000 v. Chr. datiert wird, freigelegt: Steingeräte (sogenannte „Bian"-Steine), griffelähnliche Instrumente, die als Vorläufer der Akupunkturnadeln angesehen werden und die zu einer Art frühen Akupunktmassage verwendet wurden.

Die frühesten schriftlichen Aufzeichnungen stammen aus der Zeit von etwa 200 v. Chr. und enthalten meist Wissen, das schon viel älteren Datums sein dürfte. Eines der berühmtesten Beispiele dieser Art ist der „Klassiker des Gelben Kaisers zur Inneren Medizin (Huang Di Nei Jing)", das dem mythischen Gelben Kaiser, der um 2698–2589 v. Chr. gelebt haben soll, zugeschrieben wird. Es enthält die Grundlegung der medizinischen Tradition Chinas in der Form einer Konversation zwischen dem Kaiser und seinem Arzt. Neben der Gestalt des Gelben Kaisers spielt eine zweite Figur als Ahnherr und Bezugspunkt eine große Rolle: der „göttliche Landmann" Shen Nong. Er lehrte, so die Legende, die Menschen, wie man Kräuter anbaut und besaß die magische Gabe, die Eigenschaften der Pflanzen und Kräuter zu erkennen.

Unter dem chinesischen Schriftzeichen „Medizin-Yi"
wird heute sowohl die TCM-(Zhongyi)
als auch die sogenannte westliche Medizin (Xiyi) verstanden.

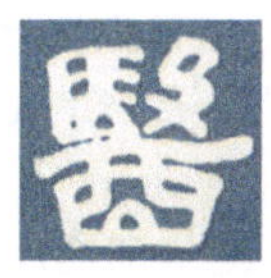

Alles, was mit Medizin zu tun hat, wird mit „Yi" bezeichnet. Das Schriftzeichen für „Yi" ist dreiteilig und beinhaltet Zeichen für Pfeile in einem Köcher (vielleicht Akupunkturnadeln), Zeichen für „mit einer Waffe töten" (enger Bezug zu militärischen Zwecken) und Zeichen für Wein oder alkoholische Getränke. Letzteres ist wohl ein Hinweis auf die ganz alte Tradition, die alkoholische Arzneizubereitungen in den Heilkünsten haben. Und der Bezug zum Militärischen zeigt auch die ganz enge Verbindung und Wurzel der Heilkünste in den Kampfkünsten. Noch heute gibt es viele akademische Mediziner in China, die neben der Medizin weiter die Kampfkünste ausüben und lehren.

Neben den oben genannten beiden sehr alten Schriften der Kräuterkunde und des Gelben Kaisers sind im Laufe der Jahrhunderte sehr viele und verschiedenartige Schriften entstanden, die sich in die Traditionsbildung der chinesischen Medizin eingereiht haben. Man kann nicht davon sprechen, dass es eine einzige Tradition in China gibt – die Quellen, aus denen sich die heute als TCM eingeführte Praxis entwickelt hat, sind vielfältig und oft auch widersprüchlich.

In China war diese traditionelle Form der Medizin die einzige medizinische Versorgung, bis sie während des Guomindang-Regimes (1912–1949) 1929 per Gesetz verboten werden und durch westliche Medizin ersetzt werde sollte. In der Volksrepublik China erlebte sie jedoch nach der Machtübernahme der Kommunisten 1949 eine neue Blütezeit, da sie wegen der mangelnden finanziellen Ressourcen auch die einzige Möglichkeit darstellte, für die große Bevölkerung eine geeignete medizinische Versorgung zu etablieren. Von den in den 50er-Jahren des vorigen Jahrhunderts gegründeten Hochschulen für TCM gingen aber auch neue Impulse für die Forschung und die weltweite Verbreitung aus.

Heute hat sich ein zunehmender Pragmatismus in China entwickelt. Auf der einen Seite wird die westliche, naturwissenschaftliche und auf Evidenz gerichtete Medizin (die sogenannte „evidence based medicine" (EBM)) studiert und in das Gesundheitswesen Chinas aktiv eingebaut. Ein junger Mensch, der sich für die Laufbahn eines Arztes interessiert, kann dementsprechend zwischen einer Ausbildung an Hochschulen für TCM und einer in „westlicher" Medizin wählen.

Der Boom, den die chinesische Medizin im Westen ausgelöst hat, ist natürlich auch nicht ohne Rückwirkungen auf das Gesundheitswesen in China geblieben. Obwohl es inzwischen schon sehr viele Ausbildungseinrichtungen in Europa und den Vereinigten Staaten sowie Kanada gibt, an denen man TCM studieren kann und die ausgezeichnete Standards haben, ziehen es viele Interessenten vor, selbst nach China zu reisen, um die TCM authentisch zu lernen.

2. Kapitel

Kleine Einführung in die Prinzipien der TCM und deren westliches Verständnis

Das Wissen um TCM ist in Europa schon früh bekannt gewesen – die ersten Aufzeichnungen darüber finden sich in Reiseberichten aus dem Fernen Osten im 17. Jh. Der erste eingehende Bericht über die Akupunktur und das chinesische medizinische Denken wurde von Dr. Willem Ten Rheyne verfasst und 1693 in London veröffentlicht. Über Indochina kam dieses Wissen dann nach Frankreich und wurde am Beginn des 19. Jhs. intensiv in Paris angewendet – es gibt sogar Berichte von einem Aufstand der Patienten gegen die „piqueurs medicin", die alles, inklusive Knochenbrüche, mit Akupunktur heilen wollten.

In der breiten Öffentlichkeit wurde die TCM erst wahrgenommen, als die Nachrichten über schmerzfreie Operationen mit Akupunktur in den frühen Siebzigerjahren des 20. Jahrhunderts zu uns kamen. Damals bereiste Richard Nixon als erster amerikanischer Präsident China. In der Vorbereitungsgruppe für dieses diplomatisch und politisch heikle und schwierige Unterfangen verweilte ein Journalist der New York Times in China, der während seines Aufenthaltes an einer akuten Blinddarmentzündung erkrankte. Sein begeisterter Bericht, wie er schmerzfrei operiert worden war, machte in unserer westlichen Welt rasch die Runde und stand am Beginn der Erfolgsstory, die die Traditionell Chinesische Medizin seither geschrieben hat.

Sofort gab es junge, begeisterte Ärzte und Ärztinnen, die sich in China ausbilden ließen und neugierig diese für unser Denken exotische und fremdartige Medizin inhalierten. Inzwischen ist TCM die am weitesten verbreitete komplementäre Heilmethode geworden und erfreut sich bei Patienten und Medizinern einer immer weiter anwachsenden Beliebtheit.

Dies liegt sicherlich zum einen an Entwicklungen in unserem westlichen Medizinsystem, das vielen Menschen zu wenig individuell, zu wenig persönlich und einfühlsam ist. Auf der anderen

Seite hat sich in den letzten Jahrzehnten eine wachsende Skepsis gegenüber vielen medizinischen Maßnahmen unserer sogenannten „Schulmedizin" entwickelt. Viele Menschen sind unter dem Einfluss von alternativen und umweltschützerischen Bewegungen der 80er- und 90er-Jahre zusehends kritischer geworden und suchen nach natürlichen Lebensweisen.

Die starke Aufsplitterung ehemals großer medizinischer Gebiete in Einzeldisziplinen macht es den Ärzten immer schwieriger, ein umfassender Hausarzt zu sein, der auch das soziale und emotionale Feld „seiner" Patienten in die Behandlung mit einbezieht.

Demgegenüber fanden und finden immer mehr Menschen eine Medizin dann als richtig, wenn sie ihnen dabei hilft, gesund zu bleiben. Oder die ihnen, sind sie nun schon einmal krank geworden, in einer Weise begegnet, die sie nicht als maschinell und „nullachtfünfzehn" wahrnehmen, sondern ihnen ein Interesse entgegenbringt, das sich aus einer gemeinsamen, mitmenschlichen Erfahrung speist.

Viele Menschen erkennen diesen ganzheitlichen Aspekt der Krankenbehandlung besonders in der TCM. Die jahrtausendealte Tradition, auf die die TCM zurückblicken kann, und ihr Hinwenden zum ganzen Menschen erscheinen hierfür vielen wie ein besonders verlässliches Rückgrat.

Wenn man sich mit TCM beschäftigen möchte, muss man sich vor Augen halten, dass die Grundprinzipien der TCM vor rund 4000 Jahren entstanden sind, und dass die Menschen in jener Zeit eine andere Vorstellung und ein anderes Wissen von der Welt, vom Leben und von Krankheiten hatten als wir heute. Das Verständnis wird uns heute noch dadurch zusätzlich erschwert, dass die vorhandenen medizinischen Leitfäden einerseits durch eine sehr blumige Ausdruckweise und andererseits durch die Übersetzung der Texte aus der (alt)chinesischen Literatur oft schwierig zu interpretieren sind. Meist müssen wir deshalb Begriffe als Metapher, als Sinnbilder verstehen und dürfen sie nicht wörtlich übernehmen.

Die Grundideen

Chinesische Heiler haben den Menschen als einen Teil der universellen Ordnung betrachtet und den Körper des Menschen als einen integralen Teil einer höheren Naturordnung. Dementsprechend sieht ein chinesischer Heiler Gesundheit in einem umfassenden Sinn eher als einen Prozess oder eine Entwicklung und nicht so sehr als einen Zustand. Die Gesundheit kann als Balance von verschiedenen Naturkräften verstanden werden, die sich im menschlichen Körper wie in der ganzen Natur verwirklichen. Ernährung und Bewegung sowie ein moralisch richtiges Leben sind daran beteiligt, die Gesundheit in diesem umfassenden Sinn zu pflegen und zu entwickeln.

Sehr pointiert und zugespitzt – wie dies in der Tat einige Autoren tun – kann man sagen, dass die westliche Medizin den Arzt als Mechaniker betrachtet und den menschlichen Körper als Maschine. In dieser Sichtweise funktionieren die einzelnen Organe des Menschen, die Systeme und Prozesse im Körper nahezu gänzlich unabhängig voneinander. Um ein Beispiel zu nennen: Wir sehen das Herz gern als eine mechanische Pumpe, die das Blut durch das Röhrensystem aus Arterien und Venen schickt. Ein Krankheitssymptom ist nach dieser Auffassung dann ein Störfall in der Maschine. Die Krankheit ist geheilt, wenn die Störung behoben ist. Herauszufinden, warum das System überhaupt zusammengebrochen oder die spezielle Störung aufgetreten ist, ist verglichen mit der Reparaturarbeit primär nicht so wichtig.

Die westliche Tradition hat immer schon Impulse von Geist, Denken, Vorstellung, Gefühlen und Affekten als etwas betrachtet, das ziemlich getrennt von körperlichen Vorgängen vor sich geht. Dass die Art und Weise, wie wir fühlen, etwas mit unserem körperlichen Wohlbefinden zu tun haben kann, kommt dieser Denkungsart eher unwahrscheinlich vor. Oder dass psychische Krankheiten, wie etwa eine Depression, dazu beitragen könnten, dass wir z. B. an einer Infektion erkranken, hat erst in den letzten Jahren, wahrscheinlich auch stimuliert durch den Druck der fernöstlichen Ideen, Einzug in die westliche Schulmedizin gehalten. Gerade dies ist aber eines der grundlegenden Prinzipien in der chinesischen

Medizin, die Körper, Geist, Denken und Gefühle als eine Einheit sieht und als miteinander verwoben und sich gegenseitig beeinflussend betrachtet.

Kräutermedizin mit einer umfangreichen Systematik an Rezepturen, Ernährungslehre, Akupunktur, Moxibustion (Wärmebehandlung), Tuina (Massagetechnik) und Bewegungsübungen mit meditativen Aspekten (Qi Gong, Tai Ji Quan) sind allesamt Gebiete der TCM, die sich nebeneinander und ineinander verflochten entwickelt haben und die Teile der chinesischen Gesundheitslehre ausmachen.

Dass Nahrungsmittel gesund oder weniger gesund sind, ist auch uns „Westlern" ein geläufiger Gedanke. Ein wenig anders steht es da schon mit der Idee, dass Nahrungsmittel selbst heilend sein können und Mischungen und Zubereitungsarten von Nahrungsmitteln Heilkraft entfalten können. Zwar haben wir im Westen auch Ernährungsberater und Diätvorschriften für verschiedene Krankheiten, aber unsere Art, uns der Ernährung zu nähern, ist sozusagen weniger „optimistisch" als die chinesische – in der Regel begnügen sich die Diäten damit, vorzuschreiben, was bei einer bestimmten Krankheit gemieden werden muss oder wie die Mahlzeiten zuzubereiten sind (Stichwort: Schonkost). Dass es Nahrungsmittel und Zubereitungen gibt, die heilend auf Krankheiten wirken können, ist ein uns eher ungewöhnlicher und primär fremder Gedanke, aber einer, der zusehends attraktiver geworden ist. Dies mag auch damit zusammenhängen, dass in den westlichen Ländern das Essen selbst ein immer wichtigerer Teil des Lebens geworden ist. Zivilisationskrankheiten, die mit dem Essen zusammenhängen, nehmen rasant zu: Gefäßverkalkung, Fettleibigkeit, Diabetes, Gicht, aber auch Magersucht, Darmerkrankungen, darunter auch Dickdarmkrebs, der – so wird diskutiert – wegen einer chronisch falschen Ernährung zunimmt.

Die reichen Geschmacksvarianten und interessanten Würzungen der chinesischen Küche waren ja schon lange sehr attraktiv für die westliche Welt. Chinesische Restaurants gibt es schließlich überall. Auch dies spielt sicher eine psychologische Rolle bei der Zunahme des Interesses für die Ernährungslehre der TCM.

Die Ernährung ist jedoch nicht für sich selbst zu betrachten und kann auch nicht unabhängig von den anderen Säulen und Bestandteilen der TCM angewandt werden. Ernährung als Heilmittel, Nahrungssubstanzen als Medizin und die heilende Wirkung von Zubereitungen sind nur im Zusammenhang mit der spirituellen und philosophischen Grundlegung zu verstehen und sinnvoll anzuwenden.

Von diesen Grundlagen soll nun ein wenig die Rede sein. Es ist notwendig und auch sehr interessant, sich ein Bild von der Ideenwelt zu machen, aus der heraus die chinesische Ernährungslehre entstanden ist und auf die sie sich bezieht. Wenn man die Ernährungslehre in sein eigenes Leben integrieren will, gibt dieser Hintergrund das sichere Fundament dafür.

a) Das Prinzip der Veränderung: Yin und Yang – das ewige Gleichgewicht

Das Herzstück der TCM ist die Überzeugung, dass die ganze Menschheit und jeder individuelle Mensch Teil einer größeren Schöpfung ist – des Universums selbst. Jeder von uns ist denselben Gesetzen, die die gesamte Natur regieren (auf Chinesisch ist es der Begriff des **Dao**), unterworfen: Wir sind Gleiche mit den Sternen, der Erde, den Planeten, den Bäumen, Tieren, den Meeren.

Nicht zufällig sind daher viele Bilder und Vorstellungen in der TCM der Natur entnommen: Körperflüssigkeiten und Energiebewegungen werden als Kanäle und Flüsse vorgestellt, und etwa der Gesamtzustand des Körpers wird in Begriffen von Naturphänomenen gefasst:

- **Kälte**
- **Feuchtigkeit**
- **Hitze**
- **Trockenheit**
- **Wind.**

Der chinesischen Philosophie zufolge sind die Menschen das Verbindungsglied zwischen Himmel und Erde und damit eine Verschmelzung von himmlischen und irdischen Kräften. Die Menschen sind Natur, deswegen gehorchen sie denselben Mustern wie die Jahreszeiten und die Gezeiten, nehmen zu und wieder ab, wachsen und schrumpfen, wachen und schlafen, sind fröhlich und traurig. Das Universum, der Planet Erde, die Nation, und jeder einzelne Mensch sind alle durch ein einigendes System verbunden, das gleichzeitig jede Einheit und Ebene des Universums durchsetzt.

In der chinesischen Tradition ist Gesundheit dadurch bestimmt, ob und wie es dem Einzelnen gelingt, ein **inneres Leben in Gleichgewicht und Harmonie** zu führen. Das Gleichgewicht, vielleicht besser als Balance vorgestellt, wird in allen Dingen des Lebens und der Natur durch **Yin** und **Yang** symbolisiert.

Dem westlichen Verständnis fällt es oft schwer, dieses philosophische Konzept zu erfassen. Yin und Yang sind aber keineswegs nur als Symbole aufzufassen – sie sind dabei sowohl als materielle Wesenheiten als auch physikalische Kräfte zu verstehen und sie stellen komplementäre Gegensätze im philosophischen Sinne dar, die gemeinsam alles im Universum schaffen und unterhalten. Man kann sie auch als nützliche Bezeichnung der Beschreibung der Beziehungen der Dinge dynamischer Kräfte untereinander und zum Universum verstehen, um den immerwährenden Prozess natürlicher Veränderungen zu beschreiben.

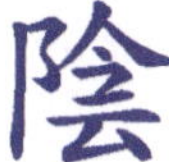

Yin ist in seiner Bedeutung als Schriftzeichen mit „die dunkle Seite des Berges" zu übersetzen, während

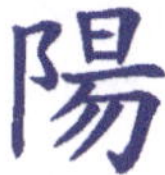

Yang „die helle Seite des Berges" bedeutet. Dies gibt die Richtungen vor, in die die beiden streben und alles zwischen sich aufteilen:

- **Yin ist das Dunkel, die Kälte, die Nässe.**
  Yin ist stumm, statisch, inaktiv, sanft.
- **Yang dagegen ist alles Warme, Helle und Trockene.**
  Yang ist dynamisch, aktiv und expansiv, aggressiv.

Alles auf der Welt und darüber hinaus im Universum kann als Yin oder Yang beschrieben werden: jede Situation, jeder Zustand, jedes Objekt. Besser verständlich ist jedoch die Beschreibung des relativen Yin oder Yang der jeweiligen Situation, denn wie der Berg sich aus beiden Seiten, der schattigen und der sonnenbeschienenen zusammensetzt, hat auch jede andere denk- und erlebbare Situation sowohl Yin als auch Yang in sich.

Daraus wird schon klar, dass man sich Yin und Yang eher nicht als statische Zustandsbeschreibungen vorstellen kann, sondern sie als Prozess betrachten muss. Gehen wir nochmals zu dem Bild des Berges zurück: Yin ist, wie wir gesagt haben, die schattige Seite des Berges, Yang die von der Sonne beschienene. Im Laufe des Tages steigt die Sonne und bewegt sich vom Osten in den Westen – die Yin-Seite des Berges gerät zusehends unter Sonneneinstrahlung und die Yang-Seite fällt immer mehr in den Schatten. Alle Dinge werden somit als Teil eines Ganzen gesehen. Das einzelne Phänomen kann niemals von seiner Beziehung zu anderen Phänomenen getrennt gesehen werden. Kein Ding kann an und für sich selbst existieren.

Hier stoßen wir auf einen sehr bedeutenden Unterschied zu unserem Denken: Wir unterscheiden, wir wollen ein „entweder – oder". Im chinesischen Denken ist dies unmöglich. Hier wird die Beziehung gesehen. Im Chinesischen gibt es somit nichts Absolutes. Und Yin und Yang beinhalten in sich selbst die Möglichkeiten des Gegensatzes und der Veränderung. Obwohl Yin und Yang unterscheidbar sind, können sie nicht getrennt werden. Sie definieren sich gegenseitig, und sie können nur in Beziehung und Vergleich gesehen werden.

Yin verwandelt sich in Yang und Yang in Yin, wenn der Tag langsam zur Nacht wird. So ist also in jedem Yin das Yang enthalten, wie auch umgekehrt jedes Yang einen Yin-Anteil beherbergt. Yin und Yang kontrollieren einander und verwandeln sich ineinander – Einatmen folgt Ausatmen, Zeiten der Aktivität und der Verausgabung wechseln mit Zeiten der Ruhe und des Aufbaues. Ziel ist das Erhalten der Balance des Körpers von Yin und Yang und damit der Gesundheit des Menschen.

Die Monade, die für die Darstellung von Yin und Yang verwendet wird, stellt dieses Gedankengut bildlich dar – der Kreis, der das Ganze symbolisiert, ist in Yin (schwarz) und Yang (weiß) unterteilt. Die kleinen Kreise zeigen an, dass in Yin auch Yang enthalten ist und umgekehrt. Die geschwungene Trennungslinie verdeutlicht das dynamische und fortwährende Ineinanderfließen. Sie schaffen einander, verwandeln sich ineinander.

Die Tabelle enthält noch einige Zuordnungen von Eigenschaften und Naturphänomenen zu den beiden Kräften:

Yang	**Yin**
Holz	Metall
außen	innen
Feuer	Wasser
Licht	Dunkel
Frühling	Herbst
Himmel	Erde
Tag	Nacht
heiß	kalt
schnell	langsam
Mann	Frau
oben	unten
Sonne	Mond
Geburt	Tod

Vielleicht wird aus dieser Gegenüberstellung und dem oben Gesagten schon deutlich, dass Yin und Yang sich gegenseitig brauchen, voneinander abhängig sind und sich gegenseitig definieren: Ohne Winter gibt es keinen Sommer, ohne Geburt keinen Tod, keinen Tag ohne Nacht. Daraus ergibt sich, dass sich Yin und Yang gegenseitig begrenzen: Der Regen begrenzt die Trockenheit, die Nacht den Tag, das Wasser setzt dem Feuer Grenzen.

Bekommt nun eine der beiden Kräfte die Übermacht oder wird die andere zu schwach, wenn also die innere Spannung der Balance – des Gleichgewichtes – auseinanderfällt, entstehen Störungen im ganzen System:

- **ein Yin-Überschuss führt zu einem relativen Yang-Mangel**

und umgekehrt

- **ein Yang-Mangel zu einem Yin-Überschuss.**

Diese – abstrakten – philosophischen Prinzipien finden sich als Grundlegung der gesamten chinesischen Heilkunde. Auch der Körper des Menschen teilt sich in Yin und Yang:

- **Alles Innere ist Yin, dagegen sind die Sinnesorgane, die Haare, also alles Äußere, Yang.**
- **Sehnen und Knochen sind Yin, die Haut ist Yang.**
- **Yin steht für die Energieaufnahme und -speicherung, Yang für Aktivität und Energieabgabe.**
- **Bestimmte Organe sind Yin: das Herz, die Leber, die Lungen, die Knochen und die Nieren – die sogenannten „Zang"-Organe, wie wir schon oben gesehen haben.**
- **Yang sind: die Därme, die Gallenblase und die Haut, die „Fu"-Organe.**

„Zang" und „Fu" ergänzen sich gegenseitig und haben ohne den jeweiligen Partner keinen Sinn: Ohne sein Zang (Yin) ist das Fu (Yang) ohne Bedeutung und Funktion. Die Organe bilden also immer Yin-Yang-Paare.

Das ist auf den ersten Blick ziemlich verwirrend, und deshalb ist diese für uns ungewohnte Zuordnung in einer kleinen Tabelle zusammengefasst:

Körperliche Strukturen im Yin und Yang

Yin	Yang
Frau	Mann
rechts	links
Bauch	Rücken
Vorderseite	Hinterseite
Körperinneres	Körperaußenseite
Taille abwärts	Taille aufwärts
Speicherorgane (Zang)	Hohlorgane (Fu)
Blut	Qi
Organstruktur	Organfunktion
	Eingeweide (innen)
	Haut (außen)

Eine Krankheit entsteht dann,
wenn entweder zuviel Yin oder Yang herrscht

Wenn zu wenig Yin da ist, werden der Körper und seine Organe erhitzt; ist hingegen zu wenig Yang vorhanden, werden sich Symptome von Kälte und Abkühlung einstellen.

Das allererste Ziel der Behandlung muss demgemäß sein, die Balance zwischen Yin und Yang wiederherzustellen, Hitze und Kälte, Feuchtigkeit und Trockenheit, Aktivität und Ruhe wieder in Ausgleich zueinander zu bringen. Oder, wie es in dem „Klassiker des Gelben Kaisers zur Inneren Medizin" steht: „Eine heiße Krankheit sollte mit kalten Kräutern behandelt werden, eine kalte Krankheit hingegen mit heißen Kräutern ... in einer Yang-Krankheit muss das Yin unterstützt werden, in einer Yin-Krankheit muss das Yang behandelt werden."

Wie wir in der Folge sehen werden (s. Kapitel 7), haben auch alle Nahrungsmittel Qualitäten, die dem Yin oder dem Yang zugeordnet werden; dies ist der Grund, warum Ernährungsrichtlinien und Rezepte in vielen chinesischen Behandlungsplänen eine so essentielle Rolle spielen. Mit einem Yin-Nahrungs-

mittel lassen sich Yang-Überschüsse behandeln – und natürlich, wie immer und für uns nun schon vertraut, auch umgekehrt.
Die Grundvoraussetzung für alles, was wir hier über Yin und Yang gesagt haben, ist, dass das **Qi**, die Lebensenergie, ungehindert fließen kann und dass es in genügenden Mengen vorhanden ist. Was ist das Qi?

b) Qi: Die Kraft des Lebens

Qi ist ein fundamentaler Begriff der chinesischen Philosophie, aber kein deutsches Wort kann seine Bedeutung in angemessener Weise ausdrücken und wir „Westler" haben manchmal Mühe im Verständnis.

Das Schriftzeichen für Qi (Abbildung) setzt sich aus zwei Zeichen zusammen, dem Zeichen für „Dampf" und demjenigen für „Reis". Qi ist zugleich Masse (Reis) und Energie (Dampf).

氣 Qi ist die für jedes Leben notwendige **Energie**. Alle Funktionen des Lebens, auf universeller wie auf persönlicher und körperlicher Ebene, sind Äußerungsformen von Qi. Dabei ist jedoch die bei uns übliche Übersetzung des Wortes mit „Energie" nur eine, und wie viele Sinologen meinen, nicht einmal eine besonders gute Übersetzung des Worts, das ebenso schillernd in seinen Bedeutungen ist wie die Sache, die es bezeichnen soll.

Manchmal wird auch versucht, Qi mit allem, was einen lebenden Körper von einem toten unterscheidet, darzustellen, oder mit Lebenshauch übersetzt. „Es ist zu klein, um gesehen zu werden. Es hat keine Gestalt, keinen Ton, keine Farbe, keine Grenze. Es ist endlos".

Es besitzt viele verschiedene Eigenschaften. Qi ist das, was sich wandelt, und das, das die Wandlung auslösen kann. Ein ganz guter Vergleich ist vielleicht der mit der Elektrizität: Wir können Qi nur unvollständig wahrnehmen (tatsächlich ist das chinesische Wort für Elektrizität **Dianqi** – Blitz-Qi), wir können aber seine Auswirkungen wahrnehmen.

Über Yin und Yang haben wir schon gehört, dass sie für die Balance und die Veränderung zugleich verantwortlich sind, aber auch sie sind nur Äußerungsformen von Qi – **Yin Qi** und **Yang Qi**.

Die Gesundheit hängt also sowohl davon ab,
ob Qi in ausreichender Menge vorhanden ist,
aber auch davon, ob es ungehindert fließen kann.

Nach der Vorstellung der TCM zirkuliert Qi im Körper in einem Kreis von Bahnen, den **Meridianen**. Die Meridiane befinden sich sowohl auf der Körperoberfläche als auch in den inneren Organen.

Wenn man gesund ist, fließt eine gute und ausreichende Quantität von Qi ganz ungehindert durch die Meridiane und durch die Organe hindurch und sorgt damit dafür, dass der Körper harmonisch und in Balance funktioniert. Hier stoßen wir auf das nächste Problem im Verständnis, denn in der westlichen Medizin gibt es kein Gegenstück zu diesem Begriff. Es finden sich auch keine anatomischen Strukturen, wie Nerven oder Gefäße, die diese Bahnen sein könnten. In der englischen Sprache werden sie als „channels" – Kanäle bezeichnet, was vielleicht eher der Vorstellung der TCM nahe kommt.

Qi ist die Quelle für alle Aspekte von Bewegung und Körperaktivität. Es ist für die Aufrechterhaltung der normalen Körpertemperatur verantwortlich und auch dafür, den Körper vor dem Eindringen von äußeren schädlichen Faktoren zu schützen, wie z. B. Hitze, Kälte, Feuchtigkeit; und man braucht Qi, um etwa Nahrungsmittel, aber auch Luft in Substanzen zu verwandeln, die der Körper braucht. Qi ist die Energie, die die Balance aus Yin und Yang im Körper wie im Universum erst ermöglicht – Yin Qi und Yang Qi.

Ist in einem Organ oder System zu viel Qi vorhanden, wird die daraus resultierende Störung ein **„Fülle-Zustand"** genannt. Umgekehrt resultiert ein **„Leere-Zustand"**, wenn zu wenig Qi da ist.

- **Wenn zu viel Qi vorhanden ist, neigt es dann dazu, in einzelnen Organen Blockaden zu erzeugen, und verursacht dann Schwellungen, Stauungen und Trägheit.**

- **Das Gegenteil tritt bei zu wenig Qi ein, der Körper wird schwach. Viele chronische Krankheiten, wie Blutarmut und Gelenksentzündungen etwa, werden in der chinesischen Medizin als Mangel-Zustände aufgefasst.**

Der ungehinderte Fluss von Qi, damit Yin und Yang in Gleichgewicht kommen können, ist also ein grundlegendes Ziel aller TCM-Behandlungen.

In der chinesischen traditionellen Vorstellung gibt es unterschiedliche Arten von Qi:

- **Yuan-Qi, Quellen-Qi, das wir bei Geburt von den Eltern mitbekommen haben.**
- **Qing-Qi, reines Qi, Atmung-Qi, mit dem wir mit der Atmung Sauerstoff in uns aufnehmen.**
- **Zangfuqzhi-Qi – das Qi von Zang und Fu in den Speicherorganen und Hohlorganen. Es werden so auch die Aktivitäten der Organe (Hyperfunktion, Hypofunktion) beschrieben. Zangfuqzhi-Qi wird also aus der Nahrung und der Flüssigkeit gebildet. Es ist für die chinesische Ernährungslehre und das Thema unseres Buches von größter Bedeutung.**
- **Wei-Qi, das Abwehr-Qi schützt die Körperoberfläche, erwärmt Muskulatur und Haut. Es hat sympathikusähnliche Funktion.**
- **Ying-Qi: Qi, das den Körper ernährt. Es ist eine Mischung aus klarem und reinem Qi und Nahrungs-Qi, das sich in den Gefäßen bewegt, und entspricht den Nährstoffen und dem Sauerstoff des arteriellen Blutes.**

c) Die fünf Elemente: Kreislauf der Natur, Wu Xing

Es ist eine Eigenart im chinesischen Denken, alle Dinge dieser Welt in ein System bringen zu wollen, in dem jeweils ein ganzer Komplex von Phänomenen und Begriffen zusammengehört. Als einen dieser Systemkomplexe kann man das **Prinzip der fünf Elemente** – im Chinesischen Wu Xing – verstehen.

Es bietet eine zusammenhängende Struktur an, innerhalb derer sich der Fluss des Qi und die Balance aus Yin und Yang entfalten können. Diese Struktur bezieht die Jahreszeiten, alle Aspekte der Natur und ebenso Körperorgane und -funktionen mit ein. Sie sind ein früher Grundpfeiler der chinesischen Naturphilosophie und ordnen alle Naturphänomene nach den Charakteristika der Elemente und ihren Beziehungen zueinander in einen großen Naturkreislauf, sie sind somit ein Versuch, aus Dingen und Phänomenen des praktischen Lebens ein theoretisches Weltbild zu machen.

Die fünf Elemente stellen dem TCM-Arzt das Gerüst zur Verfügung, mit dem er Störungen erkennen und damit durch Behandlungen Krankheiten heilen und Symptome lindern kann. Spezifische Rezepturen von Kräutern, Nahrungsmitteln, Akupunkturpunkten und Bewegungsübungen können Teile einer solchen Verschreibung sein.

Alle diese Behandlungsmaßnahmen sind dazu da, den Fluss des Qi zu ermöglichen und Yin und Yang wieder in Balance zu bringen. Andere, auch oft verwendete Bezeichnungen für die fünf Elemente sind **fünf Wandlungsphasen, fünf Entsprechungen oder fünf Bewegungen.**

Diese fünf Elemente werden in verschiedene Beziehungen zueinander gesetzt, und wie immer in der TCM spielt auch hier das Wechselspiel zwischen diesen Faktoren eine wichtige Rolle. Der Begriff Element muss ebenfalls wieder mit dem Hintergrund der chinesischen Philosophie verstanden werden und darf keinesfalls mit den vier griechischen Elementen gleichgesetzt werden. Xing heißt wörtlich „Durchgang" und beschreibt einen dynamischen Prozess, wofür „Wandlungsphase" eigentlich der exaktere Begriff wäre. In unserer westlichen Welt hat sich jedoch der Terminus Element durchgesetzt.

Die fünf Elemente sind Holz, Feuer, Erde, Metall und Wasser. Jedes Element hat eigene Qualitäten.

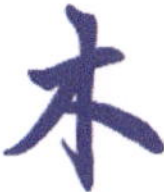

Holz: Yang-Element, wächst, entfaltet sich frei, dehnt sich aus, entspricht der Freiheit und Harmonie auf körperlicher und seelischer Ebene.

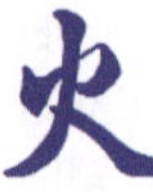

Feuer: Yang-Element, wärmt, flackert aufwärts, macht den Intellekt, das Charisma eines Menschen aus.

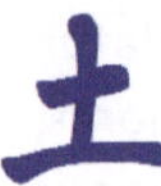

Erde: Neutrales Element, Achse zwischen den beiden Yang- und den beiden Yin-Elementen. Empfängt, wandelt um, bildet die Mitte des Menschen, wirkt wie eine „innere Mutter", die ernährt und stabilisiert.

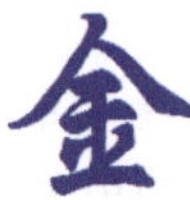

Metall: Yin-Element, klärt, schützt, steigt ab, symbolisiert die Körperoberfläche und damit den Kontakt eines Menschen zu seiner Umwelt.

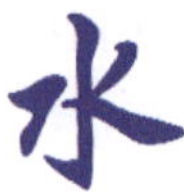

Wasser: Yin-Element, ernährt, fließt, „alles Leben kommt aus dem Wasser", stellt die Wurzel allen Lebens dar, sorgt für Wachstum und Fortpflanzung.

In diesem Überblick kann man sich ein Bild von einigen wichtigen Zuordnungen von Phänomenen zu den fünf Elementen machen:

Aspekte	Holz	Feuer	Erde	Metall	Wasser
Richtung	Osten	Süden	Mitte	Westen	Norden
Jahreszeit	Frühling	Sommer	Übergangszeit	Herbst	Winter
Klima	Wind	Hitze	Feuchtigkeit	Trockenheit	Kälte
Entwicklung	Geburt	Wachstum	Umwandlung	Ernte	Speicher
Geschmack	sauer	bitter	süß	scharf	salzig
Sinne	Auge	Zunge	Mund	Nase	Ohr
Gewebe	Sehnen Bänder Nägel	Blut Blutgefäße	Muskeln Fett Bindegewebe	Haut Körperhaare	Knochen Zähne Nerven Kopfhaar
Emotion	Wut/Zorn	Freude	Grübeln Sorgen	Trauer	Angst
Laut	Schreien	Lachen	Singen	Weinen	Stöhnen
Geruch	ranzig	verbrannt	süßlich	verrottet übel	faulig eitrig

Am besten kann man sich die fünf Elemente als in einem großen Kreislauf zueinander vorstellen, in dem jeweils eine Phase, ein Element, die nächste Phase, das nächste Element, hervorbringt. Jede Veränderung – wiederum gilt dies nicht nur für den menschlichen Körper, sondern als ein Naturgesetz für das ganze Universum – geschieht in fünf gut voneinander unterscheidbaren Schritten. Jeder Schritt ist mit einer bestimmten Jahreszeit, einem bestimmten Naturelement und einem Organpaar im Körper verbunden, wie man in der obigen Aufstellung schon sehen konnte.

Wir wollen die einzelnen Elemente etwas näher betrachten:

Wie sich die Ernährungslehre in das ganze System der Lehre von den fünf Elementen einpasst, wird im 7. Kapitel beschrieben. An dieser Stelle wird dargestellt, wie sich die chinesische Tradition die Anwendung des Jahreszeitenzyklus und der Eigenschaften der Naturelemente auf den Körper des Menschen vorstellt. Diese stimmen nicht immer mit unseren modernen, westlichen Vorstellungen und den wissenschaftlichen Erkenntnissen von Körperfunktionen überein.

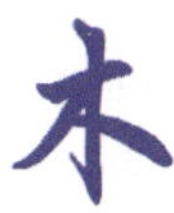

Das Element **Holz** ist mit dem Frühling verbunden. Zu ihm gehören die **Leber**, ein Zang-(= Speicher-)Organ, das Yin ist – und die **Gallenblase**, ein Yang-(Fu = Hohl-) Organ.

Oft schauen die chinesischen Ärzte zuerst auf die **Leber**, wenn ihnen ein Krankheitsfall begegnet, denn die Leber ist für den freien und ungehinderten Fluss des Qi im ganzen Körper zuständig. Sie wird deswegen auch als „der General" bezeichnet – ihr Qi-Fluss ist aufsteigend, ausbreitend und auch zirkulierend. Disharmonien im Leber-Qi führen zu Stauungen und Blockaden in verschiedensten Körperregionen.

Die Leber reguliert das zirkulierende Blutvolumen. In körperlicher Ruhe fließt das Blut in die Leber zurück, regeneriert sich dort und verlässt sie im Falle einer körperlichen Aktivität wieder.

Ein gesundes Leber-Qi sorgt auf diese Weise für eine gute Sensibilität und Kraft in den Extremitäten.

Die Leber beherbergt auch die sogenannte „Wanderseele" **(Hun)**, eine Vorstellung in der chinesischen Tradition, die vielleicht am ehesten unserer westlichen Idee von Seele ähnelt. **Hun** verlässt den Körper im Moment des Todes und überlebt. **Hun** beherrscht die Emotionen, die geistige Balance, die Durchsetzungskraft und bestimmt auch die Fähigkeit, das Leben zu planen.

Die **Gallenblase**, das Yang-Organ im Holzsystem, speichert und setzt die Gallenflüssigkeit zur Unterstützung der Verdauung frei, sie verhilft auf der psychischen Ebene zu Mut und Initiative, sorgt für einen „inneren Lebensplan" und ist der „Richter, der Entscheidungen fällt". Eine Schwäche des Gallenblasen-Qi macht leicht Aufstoßen und Übelkeit.

Leber und Gallenblase hängen im Meridian-System zusammen und voneinander ab. Ein ungehinderter Leber-Qi-Fluß sorgt für die freie Gallenblasensekretion und umgekehrt. Auf der psychischen Ebene braucht die Leber für eine gelungene Lebensplanung die Entschlussfreudigkeit der Gallenblase.

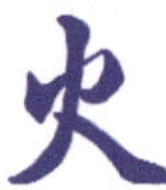

Das Element **Feuer** ist mit dem Sommer assoziiert. Seine Organe sind das **Herz** und der **Dünndarm**.

In der TCM wird das **Herz** auch „der König der Organe" genannt und dem **Yin** zugeordnet. In dem schon oben zitierten „Klassiker des Gelben Kaisers zur Inneren Medizin" heißt es vom Herzen: „Das Herz herrscht über alle Organe und Eingeweide, beherbergt den Geist und kontrolliert die Gefühle." Das Herz kontrolliert den Blutkreislauf und die Verteilung des Blutes in den Endorganen und -geweben, und dementsprechend hängen alle anderen Organe vom Herzen ab; dies ist eine Vorstellung, die nahezu exakt unserer physiologisch-funktionellen Sichtweise entspricht.

Alle psychischen, intellektuellen und spirituellen Fähigkeiten und Aktivitäten nehmen ebenfalls vom Herzen ihren Ausgang.

Es ist ein Speicherorgan, ein Zang-Organ, das für die Bildung, Umwandlung, Speicherung, Freisetzung und Regulation der Substanzen Qi, Blut und Geist ist.

Der **Dünndarm** ist ein **Yang**-Organ, ein Hohl- oder auch Fu-Organ. Zusammen mit dem Herzen bildet er ein Meridianpaar und ist dem Element Feuer zugeordnet. Er empfängt den vorverdauten Nahrungsbrei aus dem Magen und trennt die „trüben" von den „klaren" Flüssigkeiten. Diese Funktion des Trennens spiegelt sich auch auf der geistigen und emotionalen Ebene wider: Ein gesundes Dünndarm-Qi sorgt für klares Denken und für gute Urteils- und Unterscheidungsfähigkeit.

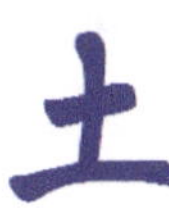

Das Element **Erde** gehört zur Jahreszeit des Spätsommers, einer Übergangszeit zwischen der Hitze des Hochsommers und der „Ernte" des Herbstes. Die Erd-Organe sind das Zang-(Speicher-)Organ **Milz/Pankreas** und das Hohl-(Fu-)Organ **Magen**.

Das **Milz/Pankreas**-Organ bildet aus der Nahrung Qi und Blut. Ein gesundes Milz/Pankreas-Qi sorgt für eine harmonische Umwandlung und Bewegung der Flüssigkeiten mit ausreichender Ernährung des Körpers mit Qi, Blut und Körperflüssigkeiten. Ist das Milz/Pankreas-Qi kräftig, hat der Mensch warme Hände und Füße, einen guten Tastsinn, keine peripheren Wasseransammlungen und bei kleinen Verletzungen eine gute und schnelle Wundheilung. Wenn das Milz/Pankreas- Qi geschwächt ist, kommt es umgekehrt zu Feuchtigkeits-, Nässe- und Schleimansammlungen sowie zu einem Mangel an Qi und Blut. Neben dem Herzen ist auch Milz/Pankreas mit der Gedankentätigkeit verbunden: Analytisches Denken, Lernen, Einsicht, Konzentration und Vorstellungskraft sind hier lokalisiert.

Der **Magen** ist Yang, er entspricht einem großen Kochtopf, in dem die Basis für Qi aus Speisen und Getränken zubereitet wird. Die Nahrungsessenz gibt der Magen dann weiter an den Dünndarm und vor allem an Milz/Pankreas. Die Bewegungsrichtung des Magen-Qi ist abwärts gerichtet. Bei Störungen im Bereich des Magens kommt es oft zu einer Richtungsumkehr, das Qi richtet sich nach oben, und Erbrechen, Übelkeit und Aufstoßen sind die Folge. Milz/Pankreas nimmt die Nahrung zusammen mit dem Magen auf und sorgt für die Verfeinerung, sie trennt das „Nützliche" vom „Unnützen", das sie an den Darm weiterleitet.

Milz/Pankreas und Magen hängen innerlich und äußerlich sehr eng zusammen, und manchmal sind ihre Funktionen schwer voneinander zu trennen. Milz/Pankreas ist Yin, ihr Qi steigt auf, sie neigt zu Yang-Mangel und liebt die Trockenheit. Mangel an Milz/Pankreas-Qi führt zu Durchfall, sinkendes Milz/Pankreas-Qi zum Vorfall von Organen. Der Magen ist dagegen Yang, sein Qi steigt ab, er neigt zu Yin-Mangel und zu Hitzesymptomen, er liebt Feuchtigkeit und leidet unter Trockenheit.

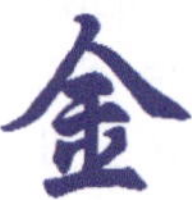

Das Element **Metall** wird mit dem Herbst assoziiert und hat die **Lunge** als sein Yin- und den **Dickdarm** als sein Yang-Organ.

Die **Lunge** kontrolliert Atem und Energie. Sie entnimmt reines Qi der Atemluft und gibt unreines Qi an diese ab. Sie verteilt das Qi an die Organe in einer absteigenden Bewegung – hier hat die Lunge eine enge Beziehung zur Niere, die das Qi von ihr empfängt. Sie verteilt auch die Wasserwege, indem sie die „reinen" Körperflüssigkeiten von Milz/Pankreas übernimmt und sie verdampft im gesamten Körper verteilt. Die „unreinen" Flüssigkeiten werden von der Lunge an die Niere weitergeleitet und über die Blase ausgeschieden.

Der **Dickdarm** empfängt die flüssigen und festen Bestandteile des „Trüben" und scheidet sie als Stuhl aus.

Lunge und Dickdarm sind innerlich und äußerlich aneinander gekoppelt. Beides sind wichtige Eliminationsorgane; das absteigende Lungen-Qi unterstützt den Dickdarm bei der Stuhlentleerung. Störungen in diesem System können zu Verstopfung, aber auch zu Atemproblemen führen.

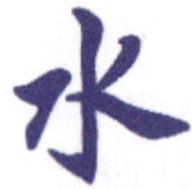

Dem **Wasser**-Element ist, wie man schon vermuten kann, die **Niere** als Yin-Organ und die **Blase** als Yang-Organ zugeordnet. Die dazugehörige Jahreszeit ist der Winter.

Die Niere ist in der TCM der allerwichtigste Energiespeicher im Körper (auf chinesisch bedeutet Jing Essenz der Niere), sie dominiert die Entwicklung, die sexuelle Reproduktion und das Altern.

Bei Nieren-Qi-Schwäche entstehen Sterilität, Impotenz und Schwangerschaftsprobleme. Gleichzeitig funktioniert die Niere wie ein Drainagesystem: Sie sammelt die Flüssigkeiten aus Milz/Pankreas, der Lunge und dem Darm, verdampft einerseits „klare" Flüssigkeiten und leitet sie zur Lunge hinauf und leitet andererseits „trübe" Flüssigkeiten an die Blase zur Ausscheidung weiter.

Die Niere empfängt das Qi aus der Lunge und hält es fest. Eine gleichmäßige und gesunde Atmung ist also auch unter anderem abhängig von einem guten Nieren-Qi. Ist dieses gestört, steigt das Qi wieder nach oben, und es resultieren Atembeschwerden.

Die Niere regiert die Willenskraft im Sinne des Durchhaltevermögens. Dabei wird die körperliche Überanstrengung eher mit einer Schwächung des Nieren-Yang, eine geistige Überarbeitung eher mit dem Nieren-Yin verbunden.

Im Meridiansystem ist der Niere als Fu-(= Hohl-)Organ die **Blase** zugeordnet. Die Funktion der Blase ist es natürlich die „trüben" Flüssigkeiten aus Dünndarm und Niere aufzunehmen, als Urin auszuscheiden und die sogenannten „unteren Wasserwege" offen zu halten. Ihre Funktion ist davon abhängig, ob das Nieren-Yang genügend Unterstützung geben kann. Die Blase kann in gewisser Weise als der Yang-Aspekt der Niere betrachtet werden.

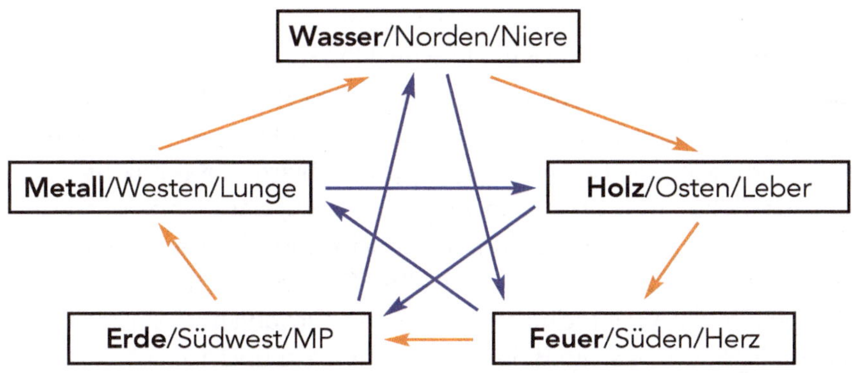

5-Elemente-Zyklus (Sheng-Zyklus – Ke-Zyklus)

d) Der Kreislauf der dynamischen Balance (ein Kreislauf der Harmonie)

Zum Abschluss dieser Vorstellung der fünf Elemente sollte man sich nochmals vergegenwärtigen, dass die fünf Elemente nicht nur für sich betrachtet werden können. Tatsächlich sind sie selbst immer nur im Übergang zum nächsten Element zu sehen. Wie ist das zu verstehen?

Jedes der Elemente bedeutet eine Phase der Wandlung, und jede Stufe, jedes Element nährt und bereitet vor, dass das nächste Element sich ausbreiten kann. Dies wird durch den freien Qi-Fluss in Gang gesetzt und gehalten.

Ein Beispiel: Das Feuer-Element (Sommer) stellt dem Herzen und dem Dünndarm Qi zur Verfügung, gibt es dann an das Erdelement (Spätsommer) weiter, das wiederum Magen und Milz/Pankreas ernährt. Die Erde (Spätsommer) ernährt Metall (Herbst). Metall (Herbst) nährt Wasser (Winter), das dann wiederum das Holz nährt (Frühling). Dieser Weg des Qi durch den Körper wird **Sheng-Zyklus** genannt. Gleichzeitig steht alles immer mit allem in Balance, und das bedeutet, dass es innere Entladungen auf der einen Seite und Begrenzungen auf der anderen Seite geben muss. Feuer kontrolliert Metall, und auf diese Weise kontrollieren und begrenzen Herz und Dünndarm das Qi in Lunge und Dickdarm.

Und weil Erde Wasser kontrolliert, begrenzen Magen und Milz/Pankreas den Energiefluss in Niere und Blase. Wasser wiederum kontrolliert Feuer, und damit kontrollieren Leber und Gallenblase den Qi-Fluss in Herz und Dünndarm. Holz wiederum begrenzt Erde, und deswegen kontrolliert die Leber und die Gallenblase das Qi von Magen und Milz/Pankreas. Dieses System von Kontrolle und Begrenzung trägt den Namen **Ke-Zyklus**.

Aus diesen beiden Zyklen wird ersichtlich, dass – obwohl jedes Organ seinen Ort, seine Funktion und seine eigenen Qualitäten hat – nur das Zusammenspiel aller Organe in Harmonie und Ausgleich die Gesundheit des ganzen Organismus ermöglicht. Wenn irgendetwas die Balance zwischen Yin und Yang stört oder in den Qi-Fluss eingreift, können die fünf Elemente ihr empfindliches Gleichgewicht zueinander nicht mehr aufrechterhalten.

Das nächste Kapitel ist den Ursachen gewidmet, die innerhalb und außerhalb des Körpers die Störung dieses Gleichgewichts herbeiführen können.

e) Die TCM-Sicht des Körpers in der medizinischen Praxis: Die innere Welt

Im Wesentlichen betrachtet die TCM den Körper des Menschen als eine kleine Welt, sogar als ein kleines Universum. In der traditionellen Vorstellung wird der Körper einem Land gleichgesetzt, und wie jedes Land und jede Welt wird auch die innere, körperliche Welt von einem Herrscher regiert. Die Ausübung der Regierungsgewalt ist nicht leicht zu tragen, der Herrscher braucht Unterstützung durch Minister und Beamte. Die harmonische Beziehung der Beamten und Minister untereinander ist die Voraussetzung für das Blühen des Landes, sie müssen also gut zusammenarbeiten.

Transport und Kommunikation in diesem inneren Land gehen entlang eines komplizierten Systems aus 12 Wasserstraßen (den 12 Flüssen des alten China und den Meridianen entsprechend). Sie sind mit der Substanz Qi gefüllt, die dem Wasser gleicht. Ebenbilder des Kosmos bevölkern das innere Land: Berge, Flüsse, Wälder, Seen, Gestirne, Tiere, Menschen.

Sie alle müssen in Harmonie zueinander stehen, dann ist der Mensch gesund. Dieser Zustand heißt „aufrecht". Es ist allerdings leider schwierig, diese Harmonie aufrechtzuerhalten, oft geht es chaotisch und ungeordnet zu. Äußere Faktoren – Wind, Hitze, Nässe – können das Gleichgewicht durcheinander bringen, obwohl diese äußeren Faktoren natürlich nicht automatisch schädigende Einflüsse haben. Es hängt vom Vorzustand der inneren Welt ab, ob heftiger Regen oder Kälte das System stören können oder ob die Beamten Vorsorge getragen haben, dass die Störung ausgeglichen werden kann.

Der Herrscher dieses inneren Landes ist der „Herz-Geist", **Xin**, was auch Zentrum oder Mitte bedeutet. Er ist mit dem **Shen**, dem Geist, beschäftigt und hat die wichtigste koordinierende, regulierende und kontrollierende Funktion im Körper inne.

Die anderen elf Beamten sind:

- **Fei – die Lungen: Ein Beamter, der sich mit inneren Verbindungen und Anweisungen beschäftigt. Er sorgt für die Abstimmung der Verhältnisse zueinander (der Reichskanzler).**
- **Gan – die Leber: Ein Militärbeamter, der Entscheidungen trifft und Pläne entwirft (derKriegsminister).**
- **Dan – die Gallenblase: Ein Justizbeamter. Er ist für Urteile zuständig.**
- **Pi-Wei – Milz/Pankreas und Magen: Zwei Beamte, die über die Kornkammern (= Nahrung) wachen und dafür sorgen, dass wir Dinge schmecken können.**
- **Dachang – Dickdarm: Ein Beamter für den Transport. Seine Aufgabe ist es, die Umwandlung der Nahrung zu bewerkstelligen.**
- **Xiaochang – der Dünndarm: Der ganze Überschuss des Landes wird hierher gebracht. Der Beamte sorgt dafür, dass die umgewandelte (= verdaute) Nahrung abtransportiert wird und den Körper verlässt.**
- **Shen – Nieren: „Verstärker"– Er bringt den Körper dazu, sich zu bewegen und aktiv zu sein, speichert die Kraft und kontrolliert die körperlichen und geistigen Fähigkeiten.**
- **Sanjiao – der dreifache Erwärmer: Er öffnet Schleusen und kümmert sich um die Wasserläufe.**
- **Pangguang – die Blase: Dieser Beamte kümmert sich um die Wassergebiete, in denen Flüssigkeiten aufbewahrt und umgewandelt werden.**

Auf den ersten Blick erscheinen diese Vorstellungen leicht fassbar und sind manchmal als Körpersymbolik auch für westliche Auffassungen klar, z. B., dass das Herz als Zentrum und Mitte gesehen wird. Andere, etwa der dreifache Erwärmer, sind dunkel und unklar in ihrer Bedeutung.

Um etwas mit den Bildern der Beamten und ihren Funktionen anfangen zu können, sollten wir zunächst nicht so sehr an die eigentlichen Organe denken, sondern eher an Erscheinungen, die uns umgeben und die wir uns in der Außenwelt vorstellen können. Und in der Tat ist es ja auch so, dass sich viele Menschen mit den Funktionen und den „Mitteilungen" aus ihrem Körper hilflos und verloren fühlen. Wenn wir – als Beispiel – daran denken, dass wir uns das Gehirn gerne wie einen Computer vorstellen, der die Befehle für die auszuführenden Reaktionen an die nachgeordneten ausführenden Organe ausgibt, haben wir ein ganz ähnlich strukturiertes Modell, nur in einer modernen Sprache und mit unserem westlichen physiologischen, anatomischen und neurologischen Wissen angereichert.

Die Beamten des inneren Landes werden auch als Fu und Zang bezeichnet, als Speicher. Sie erfüllen unterschiedliche Funktionen: Zang sind hohle, ständige Speicher, die der Sammlung, Aufbewahrung und Umwandlung der äußeren Stoffe dienen; Fu sind fester, nur vorübergehend Speicher und sammeln die Abfallprodukte, die sie über ihre Löcher und Poren ausscheiden.

Zang und Fu erfüllen ihre Aufgaben und hängen miteinander über die Wasserwege – die Meridiane – zusammen, durch die das Qi fließt. Qi besitzt einen natürlichen Rhythmus und eine natürliche Richtung. Es gelangt zwar in alle Regionen des Körpers, aber in einige mehr und andere weniger, was zu Störungen in dem ewigen Fluss Anlass geben kann.

Die Kenntnis der wichtigen Kreuzungs- und Kommunikationspunkte ist deswegen notwendig, um Stauungen oder Blockaden in diesem Fluss beseitigen zu können. Daraus ergeben sich bereits zwei medizinische Anwendungen: die Moxibustion und die Akupunktur, die beide diese Kreuzungspunkte aktivieren können. Mehr dazu ein wenig später, wenn die Methoden der chinesischen Medizin näher untersucht werden.

3. Kapitel

Krankheit in der Traditionell Chinesischen Medizin (TCM)

Krankheit ist in der chinesischen Vorstellung eine Disharmonie und ein Zustand von Ungleichgewicht im Körper. Die Entwicklung von Krankheiten ist mit komplizierten Vorgängen im menschlichen Organismus verbunden. Dabei gibt es zwei wesentliche Ursachen: einerseits die Beeinträchtigung der normalen Körperfunktionen des menschlichen Organismus oder andererseits Krankheitsfaktoren, die von außen oder innen das Gleichgewicht stören.

Die **sechs Übel** genannten externen Faktoren der Krankheitsentstehung kommen von außerhalb des Körpers. Die Faktoren, die **sieben Gefühle** genannt werden, stellen sich innerhalb des Körpers ein. Zu den **neutralen Gefühlen** zählen Lebensstilfaktoren (Ernährungs- und Bewegungsgewohnheiten), aber auch das, was wir als Erreger bezeichnen (Virus und Bakterien) und auch Unfälle. Die neutralen Faktoren sind sicherlich diejenigen, die uns im Westen am ehesten vertraut erscheinen. Wir wollen deswegen die chinesischen Vorstellungen über innere und äußere Ursachen etwas eingehender behandeln.

Die sechs Übel

Sie entsprechen in einer weniger poetischen Sprache den sechs klimatischen Faktoren, die in der TCM unterschieden werden. Es ist wichtig, sich dabei vor Augen zu führen, dass die folgenden Unterscheidungen sich an den in China vorherrschenden, sehr ausgeprägten kontinental-klimatischen Verhältnissen entwickelt haben. Sie stellen für uns Europäer oft Maximalvarianten dar, die für westliche Patientinnen und Patienten mehr schleichend, versteckt und/oder chronisch auftreten.

In der chinesischen Sprache und Auffassung sind die sechs Übel äußere Kräfte im Universum, die in den Körper eindringen können und eine Krankheit verursachen. Im alten China wurden sechs solche verschiedenen Faktoren unterschieden:

- **Wind**
- **Kälte**
- **Hitze**
- **Feuchtigkeit**
- **Trockenheit**
- **Feuer**

Die sechs Übel korrespondieren mit den fünf Elementen und den Jahreszeiten, wie der Aufstellung unten entnommen werden kann.

Übel	Element	Jahreszeit	Organe	Gefühl	Folgen	Folgen
Wind	Holz	Frühling	Leber	Wut		zerstreut
			Gallenblase			zerschlägt
Hitze	Feuer	Sommer	Herz Dünndarm	Freude	aktiviert steigt auf wärmt	
Feuchtigkeit	Erde	Spätsommer Magen	Milz/Pankreas	Grübeln	staut, sinkt verdichtet	
Trockenheit	Metall	Herbst	Lunge Dickdarm	Trauer	schrumpft entwässert	
Kälte	Wasser		Winter	Niere Blase	Angst	kühlt entleert erschöpft
Feuer	Wirkt eines der anderen fünf Übel auf den Organismus ein, kann immer das Feuer dazukommen, das dann die Krankheit intensiviert und die betroffenen Organe und Gewebe „ausbrennt".					

Wir wollen jedes der einzelnen Übel ein wenig genauer betrachten, da die Übel, die man in westlicher Art auch die klimatischen Faktoren nennen könnte, in verschiedener Art wirken können:

Wind

Wind ist ein Yang-Pathogen (übersetzt: krankmachendes Ereignis) und gehört innerhalb der fünf Elemente zum Frühling. Er befällt deswegen vor allem die oberen Schichten des Körpers:

- **Muskulatur**
- **Haut**
- **das oberflächlichste Organ, die Lungen**

Das Wesen des Windes sind plötzliche Bewegungen nach oben und unten, unerwartet und unvorhersehbar, wodurch die Lokalisierung und Richtung der Dinge gestört wird. Er kann das Äußere des Körpers durchdringen, und verbindet sich oft mit einem anderen äußeren Faktor, wie Hitze oder Kälte, um in die Gewebe einzudringen.

Eine häufige Wind-Krankheit ist die **Grippe**: Wenn das Qi schwach ist, kann der Wind leicht die Oberfläche des Körpers durchdringen und die Lungen überschwemmen.

Typischerweise beginnen Wind-Symptome plötzlich und wechseln rasch in ihrer Intensität und Lokalisierung. Wind wird auch mit innerer Disharmonie verknüpft, die oft in der Leber lokalisiert wird. „Innerer Leberwind" ist der chinesische Name für einen Zustand von schwerer Disharmonie, der in einen Schlaganfall oder in ein Parkinson-Syndrom münden kann.

Kälte

Kälte ist das wichtigste Yin-Pathogen und gehört bei den fünf Elementen zum Winter. Wenn die Kälte in den Körper eindringt, fühlt man ein Frösteln, Kopfschmerzen und Körperschmerzen. Kälte kann nicht nur, wie schon bei dem Symptom Wind-Kälte beschrieben, die Lungen befallen, sondern auch Milz/Pankreas und den Magen, was dann Durchfall und Erbrechen zur Folge hat. Innere Kälte kommt in der Regel von einem chronisch schwachen Yang und kann neben anderen Problemen kalte Hände und Füße sowie Durchfall verursachen.

Feuchtigkeit, Nässe

Feuchtigkeit und Nässe sind ebenfalls ein Yin-Pathogen, das mit Problemen zusammenhängt, die nass, schwer, trüb und zäh sind. Feuchtigkeit hat absinkende Tendenz, daher gehören dazu vor allem

- **Symptome in der unteren Körperhälfte**
- **Beinödeme**
- **klebriger Stuhl**
- **Ausfluss**
- **visköse, trübe Sekrete**
- **zäher und chronischer Krankheitsverlauf**

Entsprechend dieser Zähigkeit sind auch die Symptome des Kranken, wenn die Nässe in ihn eingedrungen ist: dumpfes, schweres Empfinden, Völlegefühle, Erschöpfung, dumpfe Schmerzen in den Gelenken und im Kopf; Schwellungen. Nässe hängt in den fünf Elementen mit dem Spätsommer und der Erde zusammen (in China feuchte und heiße Jahreszeit). Milz/Pankreas ist besonders empfindlich für Feuchtigkeitssymptome. Häufig kommt die Feuchte in Kombination als Feucht-Kälte oder Feucht-Hitze vor, Ernährungsfaktoren für die Nässe sind zuviel Zucker und Milchprodukte.

Trockenheit

Trockenheit ist ein Yang-Pathogen und gehört zur Jahreszeit Herbst. Sie kommt als warme und als kühle Trockenheit vor. Alle Trockenheitssymptome gehören hierher:

- **trockene Zunge**
- **trockene Haut und Schleimhäute**
- **Nasenbluten**
- **Halskratzen**
- **trockener Husten**

Unsere modernen Trockenheitserzeuger passen sehr gut zu diesem Übel: Klimaanlagen, Zentralheizungen, elektromagnetische

Felder, Hochspannungen, Ozon und Rauchen verursachen oft Symptome, die im chinesischen System mit dem Übel Trockenheit zusammenhängen.

Hitze

Hitze ist ein Yang-Pathogen und hat eine Tendenz zum Aufsteigen. Mit dem Organ-Bezug zum Herzen ist sie nahe an den Gefühlen und psychischen Symptomen angeordnet. So gehören Unruhezustände hierher, aber auch alle roten und heißen Symptome:

- **Fieber**
- **Gesichtsrötung**
- **heiße, rote Hautschwellungen**
- **dunkler, konzentrierter Harn**
- **Halsschmerzen**
- **Zungengeschwüre**
- **rote Augen**

Wenn sich die Hitze zum Feuer steigert, kommt es zu Krämpfen, Hautblutungen, inneren Blutungen, Koma, hohem Fieber.

Feuer

Feuer wird immer dann als Übel wirksam, wenn eine der Jahreszeiten-Energien für eine längere Zeit übermächtig wird. Das Feuer-Übel brennt die befallenen Organe aus, sodass wenig oder kein Qi mehr da ist. Feuer-Symptome sind am meisten mit der Leber, dem Magen und den Lungen verknüpft.

Diese sechs Übel repräsentieren mehr oder weniger die Umwelteinflüsse, die auf unsere Gesundheit einwirken. Bis zu einem gewissen Grad hängen sie vom Klima ab, in dem wir leben, aber auch von der Stärke unseres Qi. Unser eigenes Qi hängt zu einem guten Teil davon ab, wie wir uns fühlen und wie gut wir mit unserem Gefühlsleben umgehen können.

Die sieben Emotionen

In Ergänzung zu den äußeren, aus der Umwelt kommenden, pathogenen Faktoren kennt die chinesische Medizin auch die inneren Zustände, die schädlich auf uns einwirken können und die Balance zwischen Yin und Yang stören können. Tatsächlich werden in der chinesischen Heiltradition sehr starke Gefühle als ähnlich krankmachend angesehen wie etwa Bakterien bei uns. Ausgehend von dieser Grundannahme, sieht die chinesische Medizin grundsätzlich für sieben Gefühle eine Pathogenität im Bereich des Möglichen:

- **Freude**
- **Zorn**
- **Angst**
- **Grübeln**
- **Sorge**
- **Trauer**
- **Schock**

Wenn eines von diesen Gefühlen im Übermaß wirkt, hat es negative Wirkungen auf jeweils ein spezifisches Organ.

Freude

Dies hört sich für unsere westlichen Ohren seltsam an, da wir Freude doch als Glücksgefühl so besonders schätzen. In der chinesischen Tradition ist Freude jedoch im Sinne einer Erregtheit, Unruhe und Begierde gemeint. Eng verknüpft mit dem Feuer befällt die Freude das Herz, beunruhigt das Herz Qi, wie die energetische chinesische Vorstellung dazu lautet, und hat Empfindungen von Unruhe, Nervosität, Schlaflosigkeit und Herzrasen zur Folge.

Zorn

Dieses starke und heftige Gefühl steht mit der Leber in Zusammenhang. Qi ist gestaut oder steigt in seiner Bewegung auf. Auch Gefühle von Frustration, Verbitterung und Empörung gehören in den Formenkreis des Zorns. Kopfweh, Schwindel, Reizbarkeit, Globusgefühl (Knoten im Hals) und unregelmäßige Menstruation können die symptomatischen Folgen sein.

Angst, Ängstlichkeit und Erschrecken

Wie schädlich Stress und Anspannung in chronischer Form für die Organe, speziell die Gefäße und das Herz, sind, hat sich auch bei uns im Westen inzwischen herumgesprochen, und eine Fülle von Antistress-Programmen und Wellness-Strategien sind die Folge. In der chinesischen Heiltradition ist diese Funktion der Angst schon sehr lange bekannt: „Angst blockiert die Energie und schädigt die Lungen" heißt es im **Inneren Klassiker des Gelben Kaisers**. „Sie verstopft den Atemapparat und unterdrückt die Atmung selbst." Ohne richtige Atmung und Zirkulation kann das Qi nicht richtig durch den Körper fließen, und als Folge entstehen Dysfunktionen vor allem im Bereich der Kreislauforgane.

Angst schwächt das Nieren-Qi, und die Blockade führt dazu, dass Qi auf- oder absteigt, anstatt in den Nieren gesammelt und geordnet weitergegeben zu werden. Angst kann auch den Dickdarm befallen und dann Obstipation oder Kolitis (Darmentzündung) verursachen.

Grübeln

Das Grübeln hängt damit zusammen, dass es das Qi in Milz/Pankreas bindet und eine extreme Konzentrationserhöhung verursachen kann. Die Folgen sind, in einer Vorstellung, die unserer westlichen nicht unähnlich ist, Appetitmangel, chronische Magenverstimmung, bis hin zu Magen- und Zwölffingerdarmgeschwüren.

Trauer

Auch Gram und Reue, chronischer Pessimismus und negatives Denken gehören hierher. Die am meisten von diesen Affekten in Mitleidenschaft gezogenen Organe sind das Herz und die Lungen. Das Herz-Qi wird dadurch beunruhigt und das Lungen-Qi geschwächt. Weil, wie wir weiter oben gesehen haben, diese beiden Organe die Quellen für das gesamte Körper-Qi sind, kommt es zu einer Entleerung im gesamten Qi-Haushalt des Körpers, und als Konsequenz steigt die Anfälligkeit für Krankheiten.

Dass Trauer, Gram und Verzagtheit Krankheiten auslösen können, ist auch für unsere Ideenwelt sehr nahe liegend und vertraut. Verstimmungen und Infektionen, der plötzliche Ausbruch von schweren Erkrankungen nach dem Tod eines vertrauten Menschen und andere Beispiele sind uns allen bekannt.

Sorge

Die Sorge hat eine andere Schwerpunktsetzung als die Trauer und das Grübeln, wiewohl es sich in unserer westlichen Welt hier um dieselbe Gruppe von unangenehmen Affekten handelt. Appetitmangel, Blässe, oberflächliche Atmung, Spannungsgefühle im Thorax und Oberbauch sind Symptome, die durch die Bindung des Qi in Milz/Pankreas, Lunge und Leber zustande kommen.

Schock

Der Schock betrifft das Herz- und Nieren-Qi und entleert diese beiden Speicherorgane. Eine solche plötzliche Entleerung wirkt sich auf den Shen, den Geist, aus. Der betroffene Mensch bekommt Sprachstörungen, wird verwirrt und desorientiert, benimmt sich auffällig.

Wir haben nun die Elemente kennen gelernt, aus denen sich jeder TCM-Arzt ein Bild über den Zustand eines Menschen zusammensetzt: die großen Prinzipien Yin und Yang, die Lebensenergie Qi, die fünf Elemente, die sechs Übel und die sieben Gefühle.

Die Zusammensetzung, die Beziehung zueinander und die Verteilung dieser Qualitäten müssen zusammen betrachtet werden, damit der TCM-Arzt eine Diagnose stellen kann.

4. Kapitel

Diagnostik in der Traditionellen Chinesischen Medizin (TCM)

Begegnet man als Europäer zum ersten Mal einem TCM-Arzt, wird man über den „seltsamen" Untersuchungsvorgang in Staunen geraten, der einem dort begegnet. Ganz allgemein arbeitet die TCM nicht mit Untersuchungs- und Behandlungsplänen, die für alle Krankheiten und Symptome gelten, wie das in unserer medizinischen Wissenschaft der Fall ist. Diese vereinheitlichende Sicht der Krankheitsgeschehnisse ist der chinesischen Tradition ganz fremd. Die Krankheit wird hier immer als der Ausdruck eines ganz individuellen Zustands verstanden, der sich aus Energieniveau, Symptomen, Konstitution, Lebenssituation und äußeren Faktoren zusammensetzt.

Was bei uns die „Anamnese" ist, die Erhebung der Vorgeschichte der Krankheit, bezieht sich in der TCM auch auf den Lebensstil und die Lebensumstände, für deren Diskussion meist ziemlich viel Zeit aufgewandt wird.

Die eigentliche körperliche Untersuchung setzt sich aus vier Methoden zusammen:

- **Inspektion (Schauen)**
- **Hören und Riechen**
- **Fragen**
- **Berühren und Tasten**

Wir wollen sie der Reihe nach darstellen.

Inspektion – Untersuchung durch Betrachten

Die Betrachtung der ganzen Erscheinung des Patienten ist für den chinesischen Heiler der Ausgangspunkt seiner geschärften Beobachtung, die sich in den Einzelbeobachtungen fortsetzt: Die geistige Verfassung, das **Shen** des Patienten, seine Stimme, die Farbe der Haut, seine Äußerungen und sein Benehmen, seine

Gebärden, alles kann Hinweise auf den energetischen Zustand liefern.

Im Einzelnen werden Kopf- und Körperbehaarung betrachtet, Augen, Nase, Mund, Lippen, Zähne, Rachen und Haut angeschaut und insbesondere die **Zunge**.

Die chinesische Medizin geht dabei von der Überzeugung aus, dass die Zunge den Gesamtzustand des Körpers und seiner Erkrankungen widerspiegelt. Nach der chinesischen Meridian-Theorie hat die Zunge eine direkte Verbindung mit den Speicherorganen Herz, Niere, Milz/Pankreas und Leber. Sie kann also Leere und Fülle dieser Organe und der Blut-Funktion sowie der Körpersäfte anzeigen. Der Schweregrad einer Erkrankung ist an der Zunge ablesbar und ist demnach auch ein prognostisches Kriterium.

Die chinesische Heilkunst hat im Laufe der Jahrhunderte einen sehr differenzierten Katalog an Beschreibungen der Zungenqualitäten aufgestellt, der auch heute noch einen zentralen Bestandteil der Diagnostik ausmacht.

Zum Betrachten gehört auch, dass die Körperabsonderungen genau angeschaut werden, also Speichel, Hustenauswurf, Urin, Kot und etwaiges Erbrochenes. Auch hieraus können die chinesischen Ärzte Rückschlüsse auf den Balancezustand des Körpers machen. Eine allgemeine Regel ist dabei, dass helle, dünnflüssige und weiße Absonderungen einen Kältezustand, klebrige, gelbe, zähe und trockene Absonderungen einen Wärme-Zustand ausdrücken.

Hören und Riechen

Der Tonfall der Stimme und die Art der Atmung sind Qualitäten, die der chinesische Heiler mit dem Ohr begutachtet und aufnimmt. Der Atem wird ebenso wie der ganze Körper nach seinem Geruch beurteilt: Ein unangenehmer Geruch ist ein Hinweis auf Hitze, gar kein Geruch bedeutet Kälte.

Befragen

So wie bei uns dient das Befragen der Erhebung der Krankheitsvorgeschichte, der Familienanamnese, Lebensgeschichte, den Lebensumständen und den periodischen Körperqualitäten (Menstruation, Verdauung, Schlaf, Nahrungsaufnahme, Arbeit). Insbesondere aber steht natürlich das Krankheitsgeschehen selbst im Mittelpunkt der Befragung, und die besondere Charakteristik der Symptome spielt die Hauptrolle.

Berühren und Tasten

Der letzte, besonders kunstvolle Schritt in der Diagnosefindung ist die **Pulstastung** und das Betasten des Körpers. Die chinesische Pulsdiagnostik beruht – ebenso wie die Zungendiagnostik – auf einem eigenen, durch eine lange Tradition angereicherten Erfahrungswissen. Der Puls wird an beiden Handgelenken an jeweils drei Punkten abgenommen und nach etwa **28** verschiedenen Qualitäten beurteilt, die für unsere Ohren poetische Eigenschaften kennzeichnen wie: rauer, gleitender, straffer, sanfter, oberflächlicher, tiefer, Fülle- und Leere-Puls und viele andere.

Mit dem Betasten des Körpers gewinnt der chinesische Arzt einen Eindruck von den oberflächlich fühlbaren Muskeln an Armen, Beinen, Rumpf und Kopf – insbesondere an den erkrankten Stellen –, um dadurch nähere Aufschlüsse über die zugrunde liegende Krankheit zu bekommen. Dabei werden vor allem Qualitäten wie Hitze oder Kälte, Härte oder Weichheit, Empfindlichkeit und Erleichterung auf Druck festgestellt.

Die acht Leitprinzipien

Ausgestattet mit den „Daten" der Untersuchung kann der TCM-Arzt in einer Art Raster aus den acht Leitprinzipien eine Syndromdiagnose stellen. Unter einem Syndrom versteht man in der Medizin die Kombination von Symptomen, die gemeinsam ein Krankheitsbild ausmachen. In der westlichen Medizin ist dies anfänglich mehr eine Verlegenheitslösung für die Vielzahl von Krankheitszuständen gewesen, die sich keiner eindeutigen und monokausalen Ursache zuschreiben ließen.

In der chinesischen Medizin ist dies anders. Hier ist das Syndrom die durch die prinzipiengerechte Analyse gewonnene

Theorie über die Störung, an der ein einzelner Patient leidet. Sie verbindet die durch die vier klassischen Diagnoseverfahren gesammelte Symptomatik aufgrund ihrer inneren logischen Verbindungen. Sie systematisiert und analysiert diese Symptome und stellt sie vernünftig zusammen.

Die Leitlinie für die Gewinnung der Diagnose sind dabei die **acht Leitprinzipien**.

Sie bestehen aus vier Gegensatzpaaren:

Oberfläche und Inneres – Darunter versteht man den Sitz einer Erkrankung im menschlichen Organismus sowie die Stärke der Störung. Im Allgemeinen gilt, dass eine Erkrankung dann schwerer zu werten ist, wenn sie ein inneres Hohl- oder Speicherorgan befallen hat, und leichter, wenn sie an der Körperoberfläche bleibt.

Kälte und Hitze – Stehen mit Yin und Yang in enger Verbindung. „Üppiges" Yin etwa führt zu Kälte, während üppiges Yang Hitze zur Folge hat. Ein Kältesyndrom kann, ganz allgemein gesprochen, durch das Eindringen von Kälte in den Körper oder durch eine allgemeine Schwäche der Körperfunktionen entstehen. Umgekehrt wird das Hitze-Symptom entweder mit dem Eindringen einer Hitze-Störung oder mit einer Vermehrung und Steigerung der Funktionsabläufe im Organismus in Zusammenhang gebracht. Fieberhafte Erkrankungen und Entzündungen sind typisch für Hitze-Symptome.

Leere und Fülle – Dieses Paar bietet das Maß für die Stärke oder Schwäche der Abwehrkräfte des Patienten. Ein Leere-Syndrom gilt dabei als Zeichen für Schwäche und einer nicht ausreichenden Abwehrkraft. Demgegenüber ist also ein Fülle-Syndrom ein Zeichen einer starken, „üppigen", pathogenen Störung. Volumenzunahme wie Tumor (gutartig oder bösartig) wird auch als Fülle-Syndrom gesehen.

Abwehrkraft und Störung (pathogen) stehen dabei immer in einer inneren Wechselwirkung zueinander. So kann, wenn etwa bei einem Leere-Syndrom die Abwehrkraft schwach, die Störung aber auch nicht zu stark ist, ein gemischtes Leere-Fülle-Syndrom entstehen. Die chinesische Terminologie spricht dann davon, dass die Leere in der Fülle versteckt ist.

Yin und Yang – Diese beiden Prinzipien haben wir als Lebensprinzipien und universelle Naturkräfte schon kennen gelernt. Als Leitprinzipien der Diagnostik kommen sie in einem spezifischeren Sinn auch in der Krankheitsleere vor. Dem Yin und dem Yang werden die anderen **sechs Leitprinzipien** zugeordnet:

Ein **Yin-Syndrom** entsteht durch Altersschwäche, innere und chronische Erkrankungen oder durch äußere Störungen, die in den Körper eindringen und eines der fünf Speicherorgane angreifen. Ein Yin-Syndrom ist immer mit einer Yang-Leere verbunden und einer Yin-Üppigkeit, wodurch die Funktionen der inneren Organe nachlassen und schwach werden.

Die Folge ist meist ein inneres Syndrom mit Leere-Kälte-Symptomatik: Abneigung gegen Kälte ohne Fieber, kalte, steife Arme und Beine, Kurzatmigkeit, Schwere und Mattigkeit im ganzen Körper, Mangel an Energie, Durchfall, heller Urin, bläuliche Fingernägel, weißes, blasses Gesicht, helle Zunge, tiefer und fadenförmiger Puls.

Ein **Yang-Syndrom** hingegen entsteht gewöhnlich, wenn die Abwehrkräfte noch nicht geschwächt sind und die Störung von außen auch sehr stark ist. Hier findet also ein Kampf statt zwischen Abwehr und Störung, der ein Aufsteigen, einen Höhepunkt und ein Absteigen aufweist. Das äußert sich dann in einem inneren Syndrom mit Fülle und Hitze.

Die Symptome sind: Hitze im Körper, Fieber ohne Abneigung gegen Kälte, Nervosität, trockener Mund, Vorliebe für kalte Getränke, Erregung und Unruhe, heißer Mund und heiße Nase, rote Augen, Lippen und Fingernägel, gerötetes Gesicht, dunkelroter Urin, trockener und harter Stuhl, dunkelroter Zungenkörper, gleitender und schneller Puls.

5. Kapitel

Die heilsamen Kräfte der Nahrung – Ernährung in der TCM

„Essen ist Medizin, und Medizin ist Essen".

Dieses weit verbreitete chinesische Sprichwort bringt die Sache auf den Punkt. Auch wir im Westen haben einige Sprüche, die unsere Haltung dem Essen gegenüber charakterisieren, wie

„Du bist, was du isst".

Dieser Spruch reflektiert bereits die rasante Entwicklung der letzten paar Jahrzehnte, in denen wir immer mehr und besser über die zentrale Rolle der Ernährung für unsere Gesundheit gehört und über Umweltgifte und -schäden, gesunden Landbau und ökologische Tierhaltung gelernt haben.

Wir haben gelernt, dass wir mehr Getreide essen sollen und weniger Fleisch. Die vegetarische Küche ist richtig in Mode gekommen, und Nahrungsergänzungsmittel und -zusätze werden zusätzlich noch von jenen Zeitgenossen eingesetzt, die der Natürlichkeit der Lebensmittel in unserer Umgebung nicht vertrauen wollen und es noch „gesünder" brauchen.

Wir im Westen der Welt sind es gewohnt, das Essen vor allem in seinem Einfluss auf das Gewicht zu betrachten, und wir zerlegen unsere Nahrung deswegen:

- **in Kalorien**
- **in ihren Fettgehalt**
- **in die biochemische Zusammensetzung (Menge und Art der Vitamine, Mineralien, Proteine, Ballaststoffe, etc.).**

Die letzten beiden Jahrzehnte haben uns gelehrt, was wir mit der Ernährung tun können, wenn sich eine Krankheit bereits entwickelt hat oder Risikofaktoren in die Richtung einer Krankheit deuten. Das bekannteste Beispiel hierfür ist wohl das Cholesterin, dessen chronische Erhöhung im Blut auf ein verstärktes Risiko für eine Herz-Kreislauf-Erkrankung hindeutet.

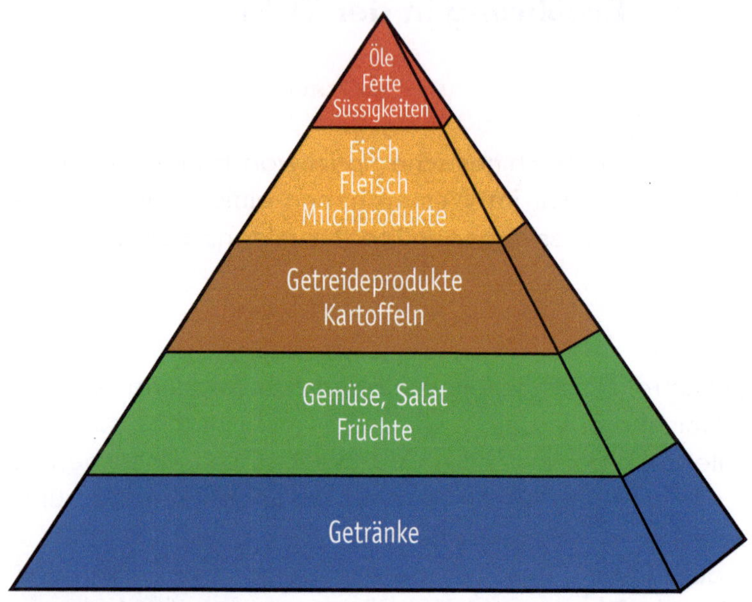

Die Ernährungspyramide

Dennoch wird man den Eindruck nicht los, dass wir an das Essen vor allem dann in gesundheitlicher Hinsicht denken, wenn wir schon Probleme haben, also erst im Nachhinein. In diesem Zusammenhang ist es interessant und wichtig festzuhalten, dass die chinesische Haltung dem Essen und der Nahrung gegenüber lange nicht so anwenderorientiert ist.

Nahrung in China ist – wir können es nach den Ausführungen über die Kosmologie schon vermuten – Natur selbst und gehorcht, wie alles andere in der Natur, den Gesetzen von Yin und Yang und den fünf Elementen und den Wandlungen, die damit einhergehen. Damit wir nach dieser Vorstellung gesund bleiben können, sollte unsere Nahrung aus Lebensmitteln in bestimmten Qualitäten und Mengen bestehen, die wiederum davon abhängen, welchem Körpertyp wir angehören und was unsere Konstitution, das Klima, unsere Lebensumstände und alle anderen Einflüsse auf uns für die Balance unserer Lebensenergie, unseres Qi, bedeuten.

Ausgleich und Maß sind die Schlüssel für eine gesunde Ernährung – dies gilt sowohl für die östliche als auch die westliche Tradition. Aber obwohl diese grundlegenden Linien übereinstimmen, kann man doch sagen, dass die chinesischen Ernährungsrichtlinien wesentlich individueller ausgerichtet sind. Der einzelne Mensch mit seinem Stoffwechsel, seinem Gefühlshaushalt und seinem Lebensstil hat in der chinesischen Medizin seine jeweils eigenen Ernährungsformeln und -zusammensetzungen.

Trotzdem gibt es einige grundlegende Richtlinien auch für die chinesische Ernährungslehre. Zunächst einmal ist es wichtig, daran zu denken, dass vor allem **„Milz/Pankreas"** und auch der Magen die beiden vorrangig mit der Verdauung befassten Organe sind. Milz/Pankreas wird nicht als das anatomische Organ gesehen, wie wir es kennen, sondern hat nach der TCM-Theorie die Aufgabe der Umwandlung und Weiterbeförderung der Nahrungsstoffe, der Regulation der Körperflüssigkeiten und der Kontrolle des Blutes.

Diese beiden müssen mit der richtigen Menge und Zusammensetzung an Nahrung versorgt werden – das ist für die Erhaltung der Gesundheit unabdingbar.

Um ein Beispiel zu geben:

- **Kaltes Essen verlangsamt die Verdauung und kühlt den Körper. Deswegen sollte man etwa nicht zu viel an rohem Gemüse essen und ununterbrochen gekühlte Säfte oder Softdrinks trinken.**
- **Oder: Essen von schlechter Qualität ist auch schlecht verdaulich und setzt den Magen einer Belastung aus, was auf die Dauer natürlich nicht gesund ist.**
- **Dasselbe gilt aber auch für alles Essen, das nicht sorgfältig gekaut wurde.**
- **Ebenso sollten die Nahrungsmittel immer frisch sein (zum Beispiel kein Fast Food und keine tiefgekühlten Nahrungsmittel).**

- **Man sollte das Essen immer langsam zu sich nehmen und gut kauen.**
- **Man sollte nicht zu spät am Tag essen, das führt zu Stagnation im Magen. Auch bei uns sagt man, dass zu spätes und zu fülliges Essen nicht ratsam sind:**

Folgende Symptome treten dabei auf

- der Schlaf wird gestört
- Schweißausbrüche in der Nacht
- Völlegefühl
- Verdauungsprobleme
- Gewichtszunahme

Genauso raten die chinesischen wie die westlichen Ernährungsspezialisten dazu, nicht hektisch und schnell zu essen, sondern sich Zeit dazu zu nehmen. Bei uns wird dies damit begründet, dass Magenprobleme, Gastritis, Verdauungsstörungen und psychosomatische Magengeschwüre entstehen können.

Die chinesischen Diätetikregeln sprechen in diesem Punkt davon, dass die Nahrung durch die Hektik im Magen liegen bleibt. Ebenso das Vermeiden von einseitiger Ernährung, das in der TCM geraten wird, kommt uns bekannt vor. Auch wir raten davon ab, nur Süßes oder nur Saures, nur Fleisch oder nur Gemüse zu essen.

Der Zuckerkonsum sollte möglichst reduziert werden, und wenn ein Verlangen nach Süße besteht, sollte Honig verwendet werden.

Eine ganze Reihe von Regeln gelten also sowohl für die westliche wie für die östliche Küche der Gesundheit.

Bei der Überlegung, die Ernährung nach den Regeln der 5 Elemente und/oder den Jahreszeiten umzustellen, sollte man wissen, dass es dafür keineswegs notwendig ist, nur noch asiatische Lebensmittel einzukaufen oder sich ab sofort vegetarisch zu ernähren. Oft genügt es, ein paar Schwerpunkte anders zu legen und zum Beispiel andere Gewürze oder Zubereitungen auszuprobieren.

So etwa werden Speisen „heißer", wenn man sie grillt oder scharf würzt; Gemüse wird durch die rasche Bratart im Wok

„wärmer" und muss nicht im kochenden Wasser verkocht werden (was einem Verbrennen im energetischen Sinn entspricht).

Der Magen ist in der chinesischen Gesundheitslehre ein „großer Kochtopf", in dem alles, was über den Mund aufgenommen worden ist, verwandelt wird und anschließend in Milz/Pankreas weiter transportiert und in Nahrungs-Qi verwandelt wird.

Wenn zum Beispiel Milz/Pankreas in einem Leere-Zustand ist oder wir uns schlecht ernähren, hat der Körper einfach nicht genügend gutes Angebot, um langfristig gut leben zu können. Diese Tatsache spielt im Hintergrund von vielen Krankheiten eine große Rolle. Es ist erstaunlich, wie häufig in der chinesischen Diätetik gerade diese beiden Organe gestärkt und gestützt werden müssen, obwohl die Symptome sich anscheinend ganz woanders abspielen.

Das **Nahrungs-Qi** gehört zusammen mit dem reinen Qi, das aus der Atemluft aufgenommen wird, zu den wichtigsten Quellen des erworbenen Qis, mit dem wir dafür sorgen können, in Balance und gesundem, dynamischem Gleichgewicht zu leben. Deswegen sind die Bewegungsübungen

- **Tai Ji Quan**
- **Qi Gong**
- **und die Atemübungen**

auch die dritte der großen Säulen in der chinesischen Medizin.

Wir werden darauf noch genauer zurückkommen.

In der chinesischen Diätetik werden natürlich dieselben großen, kosmologischen Gesetze angewandt, die auch die Gesundheitslehre und die Philosophie insgesamt bestimmen. Dementsprechend finden wir Yin- und Yang-Qualitäten auch in jeder Pflanze, jedem Kraut, jedem zum Verzehr geeigneten Tier. Daneben werden aber auch andere einteilende Ordnungen angewandt. Dabei werden die Nahrungsmittel nicht nach Vitaminen und dem Gehalt an Spurenelementen eingeteilt, sondern nach energetischen Gesichtspunkten.

Diese Gesichtspunkte sind für unsere Gewohnheiten neu und exotisch. Wir werden sie im Folgenden erläutern.

Eine erste Einteilung erfolgt in der TCM nach der

- **Yin- oder Yang-Qualität eines Nahrungsmittels**

und in energetischer Hinsicht nach

- **kalten, kühlen, neutralen, warmen und heißen Nahrungsmitteln.**

Yin-Nahrungsmittel sind zum Beispiel eher kühlend, deswegen gehören rohe Gemüse zu Yin, im Gegensatz zu gekochten oder gedünsteten, jedenfalls erwärmten Gemüsen, die zu Yang gehören.

Hier sind einige andere Yin- und Yang-Qualitäten für verschiedene Nahrungsmittel aufgelistet:

Yin-Essen	**Yang-Essen**
Tofu	Kohl
Seetang	Tomatensauce
Reis	Hülsenfrüchte
Milch, Joghurt	Kartoffeln
roher Fisch	Nüsse, Samen
	Rindfleisch, Lamm, Huhn
	gekochter Fisch

Yin-Essen hat eher einen kühlenden, beruhigenden und aufbauenden Effekt auf die menschliche Energie, während Yang-Essen stimulierend und anregend wirkt.

Wird in der TCM eine Diät verordnet, um das Gleichgewicht wieder herzustellen, entscheidet der TCM-Kundige zunächst einmal über die Yin- oder Yang-Qualität eines Symptoms: Fieber ist zum Beispiel ein Yang-Zustand und sollte deswegen mit kühlendem Yin-Essen behandelt werden; demgegenüber ist zum Beispiel Verstopfung ein Yin-Zustand, der mit wärmendem Yang-Essen behandelt werden soll.

Die energetische Einteilung nach der Temperatur eines Essens ist natürlich nicht damit zu verwechseln, wie heiß oder kalt eine Speise tatsächlich ist – in Celsius-Graden gemessen.

- **Reis ist immer Yin, warm zubereitet oder erkaltet.**
- **Yang-Essen ist immer „warm", auch wenn man es kalt zu sich nimmt.**

Die Ausrichtung der Ernährung nach diesen energetischen Temperaturkriterien ist gut geeignet für eine generelle Richtlinie für gesundes Essen und für einen Ausgleich je nach den Notwendigkeiten der Jahreszeit, des Allgemeinzustandes und der kleineren Unpässlichkeiten. Sie eignet sich gut für eine generelle Umstellung der Ernährungsgewohnheiten und für eine Reform der ganzen Lebensweise.

Dies gilt auch für die zusätzlichen Regeln, die eine Küche nach den Jahreszeiten ausmacht. Die Variationen dieser jahreszeitlichen Schwerpunkte dienen vor allem der Prävention. In der nachstehenden Graphik ist das Temperaturverhalten der wichtigsten Speisen und Lebensmittel zusammengefasst.

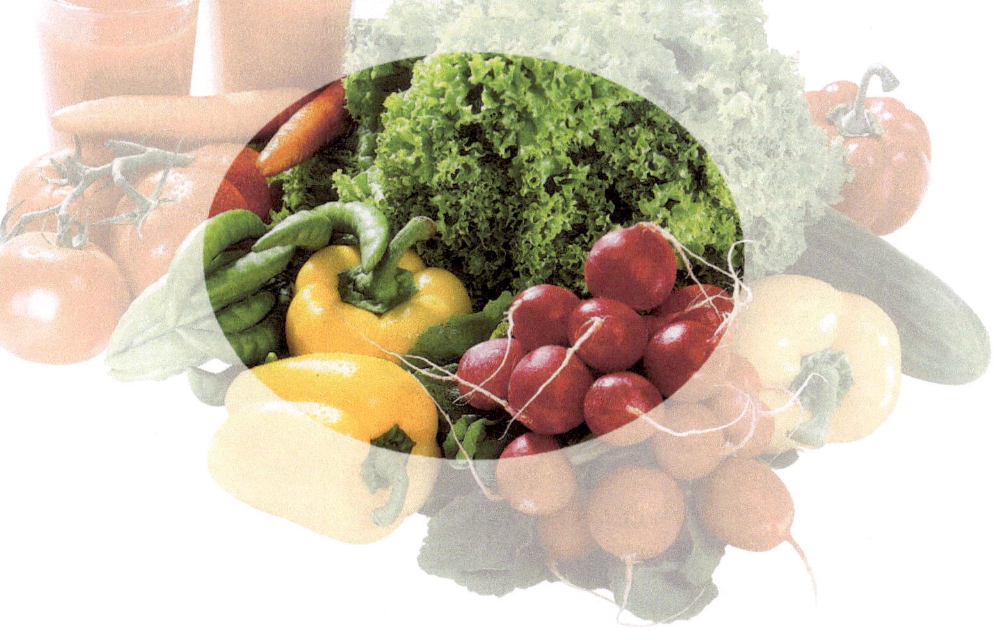

Nahrungsmittel nach energetischem Temperaturverhalten

Kalt	Kühl	Neutral	Warm	Heiß
		GETREIDE		
Mais	Weizen, Gerste Amaranth	Hirse, Roggen Dinkel	Hafer, süßer Reis Grünkern	
		GEMÜSE		
Chinakohl Tomaten grüner Salat Chicorée Radicchio Spargel	Alfalfa, Rote Beete Rotkohl Grünkohl, Sellerie Gurken, Auberginen Pilze, Sojabohnen, Spinat Kresse, Radieschen Champignons	Karfiol Kartoffel, Rüben Oliven Karotten, Avocado Kohlrabi	Petersilie, Brokkoli Fenchel Porre Fisolen Zucchini	Knoblauch Schnittlauch Zwiebel
		FLEISCH UND FISCH		
Krabben Schnecken	Schwein, Kanin- chen, Oktopus	Karpfen, Ente Austern, Rinds- leber	Rind, Huhn Hühnerlebe Schinken Wildschwein Aal, Lachs Sardinen	Lamm Forelle Shrimps
		OBST		
Banane Wasser- Melone Rhabarber Mango	Apfel, Birne Grapefruit Zitrone, Orange Erdebeere	Papaya Trauben, Feigen Brombeere Pflaume, Ananas	Aprikose, Kirsche Kokosnuß, Litschi Pfirsich, Himbeere	Mandarine
		HÜLSENFRÜCHTE		
Mungbohnen		Linsen, Erbsen Kidneybohnen schwarze Sojabohnen	Schwarze Bohnen Adzukibohnen	
		GEWÜRZE		
Salz	Estragon	Safran, Süßholz Zimtnelken, Anis Thymian, Senf Rosmarin, Vanille Oregano Paprika, Kümmel	Fenchel, Petersilie Basilikum Ingwer Pfeffer, Chili Curry Piment Koriander	Knoblauch Zimt
		MILCHPRODUKTE		
	Joghurt, Dickmilch Sauermilch Sauerrahm	Kuhmilch süße Sahne, Käse Topfen	Butter, Schimmelkäse Ziegenkäse Ziegenmilch	

Kalt	Kühl	Neutral	Warm	Heiß
		NÜSSE		
	Cashewnüsse	Mandel, Erdnüsse Sesam, Sonnenblumenkerne	Haselnüsse, Kastanien, Walnüsse, Pinienkerne	
		GETRÄNKE		
Wasser grüner Tee	Fruchtsäfte Sojamilch Reismilch Hagebuttentee Hibiskustee Pfefferminztee	Milch, Kamillentee, Maisbarttee schwarzer Tee	Kaffee Weißwein, Sekt Weizenbier	Schnaps Whiskey Wodka Glühwein Yogitee Rotwein
		SONSTIGES		
Sojasoße	Tofu, Sesamöl Sonnenblumenöl Olivenöl	Honig, Hühnerei Erdnussöl	Essig, Karobe Kakao, Tabak	Sojaöl

Viele dieser Nahrungsmittel sind auch in Europa heimisch und können daher überall bezogen werden. Manche Produkte, vor allem aus dem fernöstlichen Raum, sind in Spezialgeschäften erhältlich. Durch die Begeisterung für die chinesische Küche in Europa wird der Zugang zu diesen Nahrungsmitteln aber immer leichter.

Die Ausrichtung nach dem Temperaturverhalten ist in Kombination mit den Variationen der Jahreszeiten gut anwendbar. Aus dieser Aufstellung kann man auch die Geschmäcker und ihre Wirkrichtungen ablesen. Damit sind die Beeinflussungen gemeint, die die Richtung des Qis nehmen kann, wenn man diese Speisen aufnimmt.

Damit ist bereits eine komplexere Zuordnung der Speisen nach ihrer Energetik erfolgt. Genauere Angaben und Beschreibungen zu den Geschmäckern folgen später.

Im Frühling soll man vermehrt Speisen mit grüner Farbe essen: Solche, deren Wirkrichtung auf das Qi steigend oder schwebend ist. Speisen mit steigender Wirkrichtung heben das Yang, haben oft die Geschmacksrichtung süß und scharf und sind neutral oder warm.

Beispiele dafür sind etwa Hühnerfleisch oder schwarzer Sesam. Die schwebende Wirkrichtung bringt noch die stark ausgeprägte Temperaturenergie dazu. Ein Beispiel ist etwa Kaffee oder Glühwein.

Frühlingsspeisen sind auch Rohkost, Sprossen und Speisen mit pikantem Geschmack. Weniger essen sollte man Fleisch und fette, wärmende Speisen.

Im Sommer sollte man sich naheliegender Weise mehr den Speisen zuwenden, die ein kühles Temperaturverhalten aufweisen, wie aus der obigen Graphik ersichtlich ist. Das bedeutet mehr Früchte, mehr Säfte und mehr Salate. Auch hier ist die angestrebte Wirkrichtung schwebend, was bedeutet, dass diese Speisen auf die Körperoberfläche wirken, schweißtreibend sind und äußere Faktoren vertreiben. Die schwebende Wirkrichtung geht meist mit süßem und scharfem Geschmack einher.

Im Spätsommer werden Speisen von neutralem Geschmack, gelber Farbe und harmonisierender Wirkung bevorzugt. Zum Beispiel: Hirse und Gerste, Maishaartee, Malzbier, Kalbfleisch, Safran, Nüsse.

Im Herbst brauchen die Menschen mehr Nahrung mit fallender und sinkender Wirkrichtung. Diese bewegt nach unten und wirkt abführend und harntreibend. Aufwärts gerichtete Yang-Symptome wie Kopfweh, Husten und Übelkeit können durch Speisen mit fallender Wirkrichtung behandelt werden. Solche Speisen sind oft mit intensiv bitterem oder salzigem Geschmack verbunden.

Kalte Speisen unterstützen die fallende Richtung. Sinkend wirkende Speisen (z. B. Zitrone) richten sich auf das Körperinnere und helfen dabei, das Nieren-Yin zu stärken, und unterstützen die Niere bei ihrer speichernden Funktion.

Im Winter wird mehr wärmende Nahrung mit sinkender Wirkrichtung benötigt: Fleisch, Nüsse, Hülsenfrüchte und Trockenobst.

Die zweite große Einteilung der Nahrungsmittel erfolgt in der chinesischen Tradition nach dem Geschmack. Es werden fünf Geschmacksrichtungen unterschieden:

- **scharf**
- **süß**
- **salzig**
- **sauer**
- **bitter.**

Manchmal wird auch noch der neutrale Geschmack extra angeführt. Jeder Geschmack hat eine eigene Wirkung auf die Organe, und abhängig vom Geschmack hat jedes Nahrungsmittel eine andere Auswirkung auf den Körper.

In vielen Fällen ist die Zuordnung nach dem Geschmack natürlich offensichtlich: Meeresfrüchte etwa schmecken salzig – in China wie bei uns. In anderen Fällen gibt es in China gewisse Unterschiede: Wenn etwa Rindfleisch als süß und Spargel als scharf bezeichnet wird, so sind dies Zuordnungen, die uns nicht ohne weiteres nahe liegen. Darüber hinaus werden vielen

Nahrungsmitteln mehrere Geschmäcker zugewiesen. Papayas zum Beispiel sind in China bitter und süß, Porree sauer und scharf, und Schweinefleisch gilt als süß und salzig.

Die fünf Geschmäcker korrelieren mit den fünf Elementen oder Wandlungsphasen. Mit ihnen ist eine Behandlung der **Zang-**Speicherorgane möglich. Alleine mit der Temperatureinteilung und den jahreszeitlichen Schwerpunkten und Wirkrichtungen ist dies nicht möglich. Zusätzlich erreicht man die Beeinflussung der Richtung, die das Qi nimmt. Auch die Zusammensetzung der Körperflüssigkeiten kann behandelt werden. Umgekehrt ist mit der Geschmacksausrichtung der Nahrungsmittel die Beeinflussung von Kälte- oder Hitze-Syndromen nicht direkt möglich.

Eine Annährung an die chinesische Diätetik zeigt diese ganz andere Art, die alltäglichen Speisen zu betrachten.

Die Wirkungsweise der fünf Geschmäcker auf den Körper

Scharf

Scharf schmeckende Nahrungsmittel haben Yang-Energie, sie stärken das Lungen-Qi und unterstützen den Energiefluss. Sie helfen dabei, die Lungen von Schleim zu reinigen, wirken stimulierend auf die Blutzirkulation und regen die Verdauung an. Sie wirken vor allem auch auf der Körperoberfläche verteilend und leiten exogen wirkende pathogene Faktoren ab.

Deswegen sind scharfe Nahrungsmittel etwa bei Hautallergien und im Anfangsstadium von Erkältungskrankheiten gut geeignet. Bei scharf-heißen Geschmäckern ist allerdings Vorsicht geboten, wenn es sich um Krankheiten handelt, die mit einer Leber-Qi-Stauung (Leber-Feuer) verbunden sind.

Scharfe Lebensmittel sind etwa: Pfefferminztee, Alkohol, Jasmintee, Jungzwiebeln, Ingwer, Rüben, Kohlrabi, Pfeffer, Kümmel, Thymian, Dill, Kapern, Chili.

Scharfer Geschmack ist dem Element Metall, der Jahreszeit Herbst, der Farbe Weiß und der Trockenheit zugeordnet.

Süß

Lebensmittel mit süßem Geschmack haben – wie die scharfen – Yang-Energie, arbeiten aber dabei in einer Richtung, die den akuten Verlauf einiger Krankheiten abmildern und die giftigen Auswirkungen von anderen Symptomen neutralisieren können. Sie stärken das Qi und das Yang von Magen und Milz/Pankreas insbesondere dann, wenn sie mit dem Temperaturverhalten warm kombiniert werden, also süß-warme Lebensmittel sind. Am besten ist ihre Wirkung im Spätsommer, der ihnen zugeordneten Jahreszeit, und in Verbindung mit der Erde, ihrem Element. Sie befeuchten Trockenheits-Symptome (Flüssigkeitsmangel oder Yin-Syndrome) der Lunge und helfen dabei, emotionalen Stress zu beruhigen. Umgekehrt sollten sie gemieden werden, wenn eine Flüssigkeits- oder Schleimstauung vorliegt. Dazu gehören vor allem süße Lebensmittel, die befeuchtend wirken, wie Milchprodukte, Bananen und Zucker.

Andere Nahrungsmittel mit süßem Geschmack sind süßer Reis, Süßkartoffeln, Melanzani (Auberginen), Karotten, Walnüsse, Honig, Wassermelonen, Kastanien, Rindfleisch.

Salzig

Salzige Lebensmittel haben – wie die bitteren – Yin-Eigenschaften und deswegen kühlende, beruhigende Wirkungen auf den Körper. Sie wirken stärkend auf das Nieren-Qi. Aber: übermäßiger Konsum, etwa mit zuviel Kochsalz, schwächt das Nieren-Qi! Das salzige Element ist das Wasser, und die beste Wirkung entfalten die salzigen Lebensmittel im Herbst und im Winter. Sie helfen dabei, Trockenheits-Syndrome zu befeuchten, fördern den Stuhlgang und die Urinausscheidung, weichen Verfestigungen auf und lösen Stauungen, z. B. Schleimretentionen.

Sauer

Zum Element Holz gehörend, stärken saure Geschmäcker das Leber-Qi und sind sehr wichtig, das Yin zu ernähren, insbesondere das Nieren-Yin. Saure Lebensmittel spielen also bei allen heißen und Yang-Syndromen eine wichtige Rolle in der Behandlung, z. B. bei übermäßiger Schweißproduktion, Diarrhöen und anderen. Aber auch hier ist eine umgekehrte Richtung zu beachten! Da die sauren Lebensmittel die Wirkung von Speisen ganz generell von der Oberfläche auf das Körperinnere richten, sind sie zum Beispiel am Anfang von Erkältungskrankheiten nicht indiziert. Das steht ganz im Gegensatz zu unserer Gewohnheit, gerade dann viel Vitamin C und Südfrüchte zu uns zu nehmen. Da saure Lebensmittel zusammenziehend (adstringierend) wirken, sollten solche generell vor und nach der Einnahme von Kräutermedizinen (Dekokten) nicht zu sich genommen werden.

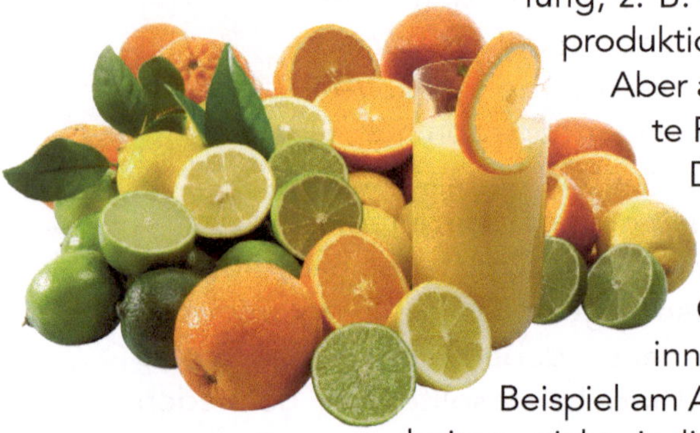

Bitter

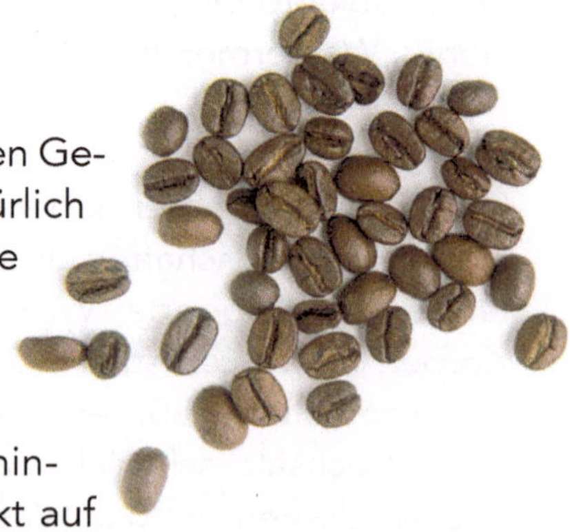

Das Feuer ist das Element des bitteren Geschmacks, seine Jahreszeit ist natürlich der Sommer, seine Farbe rot. Bittere Geschmäcker wirken stärkend auf das Herz, wenn sie mit der Temperatur warm verbunden sind (z. B. im Kaffee). Bitter-kalte Lebensmittel hingegen haben einen kühlenden Effekt auf Hitze- und Feuer-Syndrome. Sie wirken auch trocknend und fördern die Diurese. Syndrome, die mit einer Stauung von

Feuchtigkeit einhergehen, können mit bitteren Geschmäckern behandelt werden. Sie sind aber (eben auch z. B. Kaffee und Tee) kontraindiziert, wenn ein Yin-Mangel, ein Mangel an Körperflüssigkeiten oder ein Mangel an Blut vorliegt.

Die Ernährung nach den fünf Elementen

Zum besseren Verständnis werden hier die beiden physiologischen Zyklen der fünf Elemente, der Sheng- und der Ke-Zyklus, kurz in Erinnerung gerufen (siehe Kapitel 2).

Der **Sheng-Zyklus** heißt auch **Hervorbringungs-, Geburts- oder Mutter-Sohn-Zyklus**: Ein Element bringt das nächste hervor und ernährt es: Feuer ist die Ernährerin (Mutter) für Erde und zugleich der Ernährte (Sohn) von Holz. Feuer also nährt Erde, Erde nährt Metall, Metall nährt Wasser, Wasser nährt Holz und schließlich nährt Holz wiederum Feuer.

Auch im Sheng-Zyklus kann es natürlich zu Störungen kommen: entweder, daß die Mutter zu schwach ist und den Sohn nicht ausreichend nähren kann, oder auch umgekehrt, daß der Sohn zu stark ist und die Mutter auslaugt.

Der **Ke-Zyklus** oder Kontrollzyklus hat eine andere Funktion: Ein Element hält das andere unter Kontrolle und wird selbst wiederum von einem anderen kontrolliert. Feuer kontrolliert so Metall, Metall kontrolliert Holz, Holz kontrolliert Erde, Erde kontrolliert Wasser, Wasser kontrolliert Feuer.

Die beiden pathologischen Zyklen, der Wu- und der Sheng-Zyklus, wurden bereits im Kapitel 3 über die Krankheitsursachen behandelt (siehe Seite 28 ff.).

Hier geht es nun darum, wie man die Lehre von den fünf Elementen dazu nutzen kann, die harmonisierenden Kräfte der Wandlungen von einem Element in das nächste entfalten zu können. Dies entspricht einem grundlegenden Therapieprinzip der chinesischen Medizin, das sowohl in der Diagnostik (s. ebenfalls Kapitel 3) als auch in der Therapie seinen Platz hat und in dem von uns betrachteten Zusammenhang von Krebserkrankungen und Ernährung und als Grundgerüst für die Auswahl und Zubereitung von heilsamen Mahlzeiten dient.

Dabei versteht die chinesische Diätetik unter dem Kochen nach den fünf Elementen, dass die einzelnen Zutaten für die zuzubereitende Mahlzeit in der Reihenfolge der Elemente in den Kochtopf oder die WOK-Pfanne gegeben werden soll.

Wenn sich der Koch und die Köchin an diese Reihenfolge halten, können die stärkenden Eigenschaften des Sheng-Zyklus ausgenützt und die energetische Qualität des Gerichtes dadurch angehoben werden.

Um ein Beispiel zu geben: Man gibt zunächst die Karotten in den Topf, die auf das Element Erde wirken, danach die Zwiebeln, die auf das Element Metall wirken.

Diese für uns ganz neue Art und Weise, zu kochen und die Lebensmittel zu benutzen, erfordert natürlich einige Umstellung und vor allem mentale Beweglichkeit und die Bereitschaft, sich auf eine neue Welt einzulassen. Und auch dann wird es oft mit Fragen und Kopfschütteln verbunden sein, was die chinesischen Vorstellungen uns da an Umstellung abverlangen.

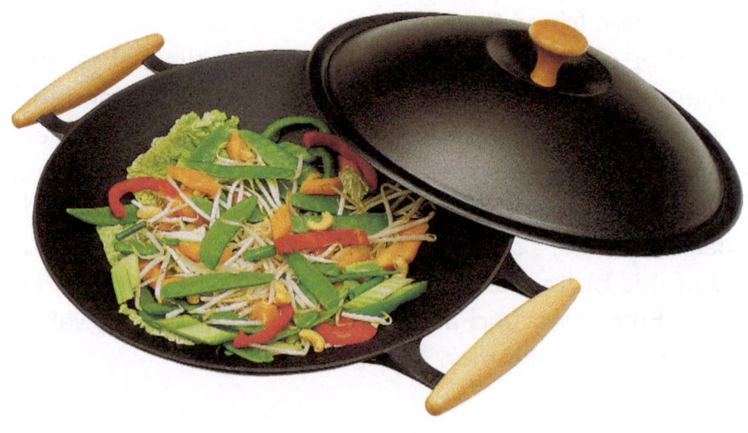

6. KAPITEL

Erkrankungen und Krebserkrankungen in TCM-Sicht

a) Allgemeines

In der TCM gibt es in den klassischen Texten keine Entsprechung des Begriffes „Tumor" wie in der modernen westlichen Welt, aber doch Beschreibungen von klinischen Symptomen bei den verschiedenen Tumorformen.

In klassischen medizinischen Schriften, die uns aus der „Yinzhou"-Periode (etwa 1300 v. Chr.) erhalten sind, wird die Hauptursache für diese Störungen als Mangel an Qi und als Störung der inneren Organe verstanden.

Als Ursachen für diese Formen werden emotionale Störungen, Schädigungen der inneren Organe, eine Disharmonie zwischen Qi und Blut, äußere pathogene Faktoren und ungeeignete Ernährung angesehen.

Durch diese Ursachen kommt es zu einer Stagnation von Qi und zu einem Blutstau, zu einer Ansammlung von innerem Schleim und zu einer inneren Hitze, die zu den Störungen führen, die wir in der modernen Medizin als bösartige Tumoren oder Krebs bezeichnen. Diese Störungen werden nach der chinesischen Differentialdiagnose den Syndromen zugeordnet – meist im Rahmen einer Organstörung bzw. einer Zirkulationsstörung.

Zeichen von Organstörungen können sein:

- **Verengungen:**
  - Z. B. Passagestörungen an Verdauungsorganen wie bei Formen von Magenkrebs und Dickdarmkrebs, sowie auch an Atemorganen wie beim Lungenkrebs
  - Verengungen an Blut-Lymph-Gefäßen
- **Blutarmut:**
  - Als Zeichen der Blutbildungsstörung bzw. des vermehrten Blutabbaues

- **Schmerzen:**
  - Als Folge von Verengungen, wie bei Darmkoliken
- **Blutverlust:**
  - Bei Bluterbrechen, Bluthusten oder Blut im Harn, Blut im Stuhl
- **Gewichtsabnahme:**
  - Als Folge von Resorptionsstörungen (die Nahrung kann nicht vollständig in die Blutbahn aufgenommen werden)
- **Fieber:**
  - Als Folge von Infektanfälligkeit und Immunschwäche

Zeichen einer **Zirkulationsstörung**:

- **Lokale Symptome:**
  - Störungen der Blutabfuhr und der Blutzufuhr zu Organen und Extremitäten, Störungen des Lymphabflusses (vor allem bei Brustkrebs). Schwellungen, tastbare Tumorknoten.
- **Diffuse Schmerzen:**
  - Können sich entlang der Blut-, Nervenbahnen und Meridiane auswirken.

In der modernen TCM wird der Tumor zuerst nach westlicher Diagnose eingeordnet – die ja weitgehend auf der feingeweblichen histologischen Bestimmung unter dem Mikroskop beruht – und dann werden Ergänzungsdiagnosen im Sinne der klassischen TCM gemacht.

b) Gründzüge der Krebsbehandlung nach den TCM-Prinzipien:

Die TCM versucht, die Störungen, die wir in der westlichen Medizin als bösartige Erkrankungen bezeichnen, auch ganzheitlich nach den Vorstellungen der TCM zu behandeln.

1. Da Tumore als Störung der Blutzirkulation angesehen werden, wird versucht, mit Mitteln der TCM – vor allem mit Kräutergaben – die Blutzirkulation zu fördern und den Blutstau aufzulösen.

Dabei folgt man folgenden Grundüberlegungen:

- **Es soll das Qi reguliert werden und der Qi-Stau aufgelöst werden.**
- **Es soll das Blut genährt werden und die Blutzirkulation angeregt werden.**
- **Es soll der Blutstau aufgelöst werden, um die Gesundheit wieder herstellen zu können.**
- **Bei Erkrankungen, die zu Hitze im Körper geführt haben, muss die überschüssige Hitze abgeführt werden.**
- **Bei Erkrankungen, die mit Kälte einhergehen, muss Wärme zugeführt werden.**

2. Der zweite Grundsatz gilt dem Unterstützen von Qi, um die pathogenen Faktoren bekämpfen zu können. Um dies erreichen zu können werden folgende Ansätze gewählt.
   - **Das Qi muss gefördert werden, um Milz/Pankreas wieder anzuregen.**
   - **Unterstützen von Yin und Fördern des Blutes und anderer Flüssigkeiten im Körper.**
   - **Stärken der Nieren, um Yang zu unterstützen.**

3. Versuch der Verminderung von (Tumor-)Knoten.

4. Behandlung der „Vergiftung" durch „entgiftende" Therapien.

5. Abführen der Feuchtigkeit und Verteilen des „Schleimes".

Durch eine Kombination von Behandlungsformen aus Kräuterheilkunde, Akupunktur, diätetischen Maßnahmen und Bewegungsübungen (Qi Gong und Tai Ji Quan) sollen diese Ziele erreicht werden.

In zahlreichen klinischen Studien konnte in China gezeigt werden, dass die klassischen Anwendungen einen zusätzlichen unterstützenden Charakter haben können.

7. Kapitel

Ernährungsmaßnahmen zur Vorbeugung von Krebs

Die Entstehung der Krebsarten hat viele Ursachen und begünstigende Faktoren – darunter auch Ernährungsfehler. Daher ist es wichtig, bei Krebs darauf zu achten, dass diese Fehler nicht weiter geführt werden.

Die TCM kennt zu diesem Zweck vor allem folgende allgemeine Ernährungsempfehlungen:

- Meiden Sie Nahrungsmittel und Speisen, deren Inhaltsstoffe oder Zubereitungsarten Krebs erzeugen können. Nehmen Sie keine Speisen zu sich, die verdorben, verschimmelt oder angebrannt sind. Je weniger chemische Nahrungszusätze im Essen zu finden sind, desto besser – d. h. versuchen Sie so oft wie möglich, frische Nahrungsmittel zu essen, die keine künstlichen Konservierungsstoffe beinhalten. Reduzieren Sie den Verzehr von geräucherten und stark in Salz eingelegten Nahrungsmitteln.
- Verwenden Sie vorzugsweise hochwertige Nahrungsmittel mit einem hohen Gehalt an Vitaminen, Eiweiß, Mineralien und Spurenelementen, wie sie vor allem in frischem Gemüse, Obst und Vollwertkost enthalten sind. Vermeiden Sie außerdem den übermäßigen Genuss von sehr fettigen Speisen und Getränken sowie von hochprozentigen alkoholischen Getränken.
- Bevorzugen Sie schnellere Gararten – so kann der Verlust an wertvollen Bestandteilen von Nahrungsmitteln minimiert werden.
- Neben faserreichen Nahrungsmitteln wie Gemüse und Vollkorngetreide sollen bei guter Verträglichkeit Kürbisse, Melonen, Kohl, Brokkoli und andere Kohlarten und Hülsenfrüchte (Sojabohnen, Erbsen, Linsen usw.) vermehrt gegessen werden, da diese nicht nur den Stuhlgang fördern können.

- Da es bei manchen Tumorformen auch zu einer verminderten Funktionsfähigkeit des Organismus kommt, ist es günstig, mehrmals am Tag kleinere Portionen zu essen. Vermeiden Sie, Hunger zu bekommen und zu viel auf einmal zu essen.

Neben dieser allgemeinen Darstellung von Eigenschaften von Lebensmitteln soll nun auf spezielle Wirksamkeiten von Nahrungsmitteln hingewiesen werden. Nachfolgenden Nahrungsmitteln wird eine tonisierende (kräftigende) Eigenschaft zugeschrieben:

- Verdauungsfördernd: Champignons, Chinakohl, Datteln, Grapefruit, Karotte, Kartoffel, Klebreis, Knoblauch, Kürbis, Lotuskerne, Mais, Mandarine, Papaya, Reis, Rettich, Schnittlauch, Sonnenblumenkerne, Weißkohl, Yamswurzel, Zuckerrohr.
- Qi und Blut vermehrend: Aal, Fasan, Gänsefleisch, Gelee Royal, Hirschfleisch, Hühnerfleisch, Hühnereier, Kaninchen, Krabben, Lammfleisch, Morchel, Tintenfisch, Pinienkerne, Rindfleisch, Schweinefleisch, Silbermorchel, Taube, Wachtel, Weizen.
- Flüssigkeitsvermehrend: Ananas, Banane, Mandel, Granatapfel, Orange, Pfirsich, Süßwassermuschel, Tomate, Weintraube, Pflaume.
- Niere und Leber aufbauend: Nuss, Sesam, Süßwassergarnele, Taschenkrebs.
- Blutzirkulation belebend: Aubergine, rote Bohnen, Shiitake-Pilze.
- Hitze austreibend: Gurke, Olive, Sellerie, Senfgemüse, grüne Sojabohnen, Wassermelone.

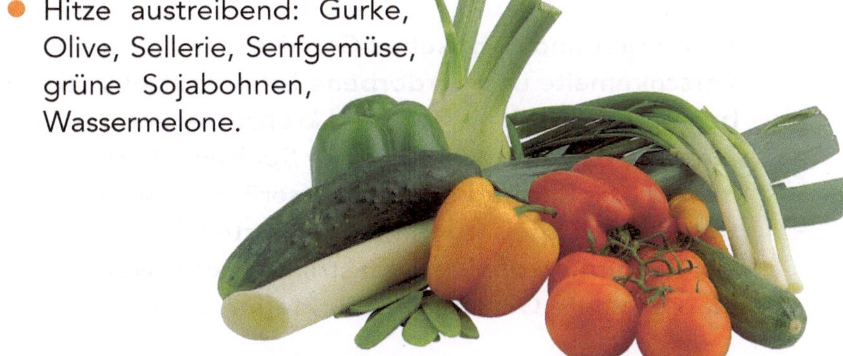

Die nachfolgenden Nahrungsmittel haben folgende Eigenschaften:

- Befeuchtung der Lunge: Birne, Kaki, Ente, Radieschen.
- Schleim der Lunge lösend: Fenchel, Sternanis.
- Entwässernd: Alle Bohnen, Karpfen, Ingwer.
- Schweißtreibend: Lauch, Ingwer, Paprika, Peperoni.
- Knoten/Verhärtungen lösend: Seealgen.

Gegen Krebs vorbeugend und die Heilung unterstützend können wirken: Apfel, Aubergine, Banane, Birne, Brokkoli, Champignons, Chinakohl, Datteln, Feigen, Huhn, Karotte, Knoblauch, Lammfleisch, Lotuswurzel, Mais, süßer Paprika, Pfirsich, Porree, Rettich, Senfgemüse, Seetang, Sellerie, Shiitake-Pilze, Sojabohnen, Sonnenblumenkerne, Spargel, Spinat, rote Süßkartoffel, Tomaten, Walnuss, rote Weintrauben, Weißkohl und andere Kohlarten, Zuckerrohr.

Sojabohnen sollen besonders häufig auf dem Speiseplan stehen, da sie nicht nur vorbeugend gegen Tumoren wirken können, sondern auch das Tumorwachstum hemmen und die Metastasierung verhindern können.

Es ist mittlerweile auch in westlichen Untersuchungen festgestellt worden, dass das regelmäßige Essen von Gemüse – und damit von Vitaminen und ähnlichen wichtigen Inhaltsstoffen – vorbeugend und auf das Krebswachstum hemmend wirken kann.

Bitter schmeckende Nahrungsmittel wiederum sind in der chinesischen Literatur und Erfahrungsmedizin oft in Zusammenhang mit einer Hemmung des Tumorwachstums beschrieben worden.

Vermeiden Sie:

- **Sauerkraut und gepökeltes Gemüse.**
- **Verschimmelte und verdorbene Lebensmittel (z. B. verdorbene Erdnüsse, Mais, Öle sind krebserregend).**
- **Zu kalte, heiße, schwer kaubare Speisen. Diese fördern nämlich die Reizbarkeit der Speiseröhre, die eine mögliche Ursache von Speiseröhrenkrebs darstellt.**
- **Nikotin und Alkoholkonsum strikt einschränken.**
- **Stark reizbare Gewürze – z. B. Pfeffer, Chili.**

- **Verbrannten Fisch oder verbranntes Fleisch (Holzkohlen-grillen, Backen, Braten, ...).**
- **Geräucherte Lebensmittel (beim Räuchern des Fleisches können krebserregende Substanzen entstehen).**

Besondere Lebensmittel zur Vorbeugung und Heilung von Krebserkrankungen

Folgende Nahrungsmittel (Gemüse) werden in der TCM als besonders wirksam empfohlen:

1. **Süßkartoffeln**
2. **Spargel**
3. **Blumenkohl**
4. **Weißkohl**
5. **Sellerie**
6. **Süßpaprika**
7. **Karotten**
8. **Löwenzahnsalat**
9. **Tomaten**
10. **Zwiebel**
11. **Knoblauch**
12. **Gurken**

Weitere gesunde Lebensmittel
Rettich, Melanzani, Fisolen, Bohnensprossen, Erbsen, Bittermelonen, Ingwer, schwarze Morcheln, weiße Morcheln, Champignons, Äpfel, Marillen, Feigen, Erdbeeren, Pflaumen, Bocksdornfrüchte, Lotuskerne, Wasserkastanien, Wassernüsse, Oliven, Kiwis, rote Datteln, Weißdornfrüchte, Pfirsiche, Zuckerrohr, Bananen, Granatäpfel, Mandarinen, Schweineleber, Eier, Fisch, Schnecken, Krebs, Muscheln, Austern, Seetang, Weizenkleie, Reiskleie, Sonnenblumenkerne, Mais, schwarze Bohnen, gelbe Bohnen, weiße Bohnen, Honig, Tee (Grüner Tee, Jasmintee, ...)

DER GRÜNE TEE

Dieser Urtee aus China soll 2737 v. Chr. von Kaiser Shen Nong wegen seiner wohltuenden Wirkung das erste Mal probiert worden sein. Beim Wasserkochen wurden vom Wind einige grüne

Teeblätter in den Kessel geweht, worauf sich das Wasser golden färbte. Seither wird der grüne Tee als Heilmittel verwendet: Er verbessert angeblich die Sehkraft und das Konzentrationsvermögen, lindert Schmerzen und soll auch als Mittel gegen Krebs wirken.

Neueste wissenschaftliche Untersuchungen haben gezeigt, dass die Hauptbestandteile im grünen Tee Katechine sind, welche chemisch zur Gruppe der Polyphenole gehören und gemeinsam mit den Vitaminen C und E als starke Antioxidantien wirken, daher Gefäßschäden reduzieren und die Fließeigenschaften des Blutes verbessern. Außerdem enthält grüner Tee ätherische Öle, Mineralstoffe und Vitamine sowie Koffein, welche dem natürlichen Alterungsprozess entgegenwirken und das Immunsystem stärken können.

Japanische Forscher unter Leitung von Prof. Tachibana haben den Bestandteil EGCG (Epigallocatechin-3-Gallat) aus dem grünen Tee isoliert und festgestellt, dass sich diese Substanz an die Oberfläche von Krebszellen klammert und das Wachstum der Zellen bremst. Diese Beobachtung erfolgte bei Lungenkrebspatienten nach 2–3 Tassen grünen Tee.

Um die beste immunverstärkende Wirkung zu erhalten, sollten nicht mehr als ¾ bis 1 Liter Grüner Tee pro Tag getrunken werden, größere Mengen können das Immunsystem schwächen.

Empfohlene Speisen (Auswahl):

Tomatenreisbrei

Zutaten: Tomaten (250 g), Reis (100 g), rote Datteln (50 g), Kandiszucker (bei Bedarf).

Reis und rote Datteln in Wasser zu Brei kochen (ca. 40 min), geschnittene Tomaten dazugeben, 10 min weiterkochen, zum Schluss zuckern.

Zum Frühstück und am Abend oder als Zwischenmahlzeit warm zu sich nehmen.

Tofusuppe

Zutaten: Tofu (1 Stück), schwarze Pilze (15 g), Gewürze nach persönlichem Geschmack.

Schwarze Pilze im lauwarmen Wasser 2 Std. einweichen, klein schneiden, in Wasser 10 min kochen, geschnittenen Tofu dazugeben, 3 min weiterkochen, würzen.

Als Vorspeise warm zu sich nehmen.

Karotten-Apfel-Getränk

Zutaten: Frische Karotten und Äpfel (gleiche Menge!).

Beide Zutaten reinigen und mit einer Pressmaschine Saft herstellen.

Jeden Tag 6–8 Becher zu sich nehmen.

Gebratene Champignons mit schwarzen Morcheln

Zutaten: Champignons (250 g), schwarze Morcheln (20 g), Gewürze, Maisöl.

Schwarze Morcheln im lauwarmen Wasser ½ Std. einweichen, reinigen, mit geschnittenen Champignons mit Öl kurz rösten, 5 min weiterkochen, würzen.

Als Hauptspeise warm zu sich nehmen.

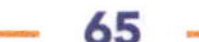

8. KAPITEL

Gründzüge der Krebsbehandlung nach TCM-Prinzipien

Krankheit ist, wie in den vorherigen Kapiteln ausführlich beschrieben, in der chinesischen Vorstellung eine Disharmonie und ein Zustand von Ungleichgewicht im Körper. Dies gilt letztlich auch für die Krebserkrankung und andere chronische Erkrankungen.

Der Mensch bildet mit der Natur, dem Himmel und der Erde eine Einheit (Tian-Di-Ren) und ist in ständigem Informations- und Energieaustausch mit der Umwelt. Änderungen der Natur haben Einfluss auf unsere Gesundheit.

In der Gesundheitspflege nach der TCM ist die Befolgung des Rhythmus der Natur enorm wichtig. Der Mensch kann den Rhythmus der Natur erkennen und sich aktiv anpassen.

So ist es möglich, die Beeinträchtigung der normalen Körperfunktionen des menschlichen Organismus zu beheben. Aber auch Krankheitsfaktoren, die von außen oder innen das Gleichgewicht stören, können von jedem selbst aktiv verhindert oder zumindest abgeschwächt werden.

In den folgenden Kapiteln wird versucht, die im westlich-schulmedizinischen Sprachgebrauch diagnostizierten Krebserkrankungen und die Nebenwirkungen der westlichen schulmedizinischen Therapie (Chemotherapie, Strahlentherapie) in Annäherung zur Vorstellung der TCM zu bringen. Der Steigerung der Lebensqualität und der Milderung einzelner Probleme und Beschwerden im Zusammenhang mit diesen Erkrankungen haben wir besonderen Platz gewidmet.

Anschließend sind entsprechend der Traditionellen Chinesischen Medizin Ernährungsvorschläge zusammengestellt, die größtenteils auf europäische Nahrungsmittel zurückgreifen. In einzelnen Fällen sind aber auch spezielle chinesische Lebensmittel oder Kräuter genannt, die in chinesischen Spezialgeschäften europaweit erhältlich sind.

9. Kapitel

Ernährung nach der Traditionellen Chinesischen Medizin (TCM) bei speziellen Tumorformen

Wie schon beschrieben, kennt im Unterschied zur westlichen, modernen wissenschaftlichen Tumorlehre die TCM den Tumor nicht als Krankheitsbegriff. Damit ist auch eine Zuordnung von Tumoren zu Organen und Organsystemen, wie wir sie kennen, eigentlich nicht möglich.

Jedoch können mit bestimmter Ernährung einzelne typische Beschwerdebilder beeinflusst und so die Auswirkungen dieser Erkrankung gemildert werden.

a. Lungenkrebs

Nach der Vorstellung der TCM mag die Lunge Feuchtigkeit und vermeidet Trockenheit, was durch die Ernährung gefördert werden soll.

Durch die Bestrahlung und die Chemotherapie wird das Lungen-Yin geschädigt und das Lungen-Qi beeinträchtigt. Weiters kann es durch Bestrahlung und Operation zu einer Schädigung von Qi und Blut kommen.

Es werden daher folgende Nahrungsmittel empfohlen: Spinat, Wasserkastanien, Mandeln, Birne, Lotuswurzeln, Karpfen, Morchel, getrocknete Pilze, Sonnenblumenkerne, Ginkgo-Kerne, Walnüsse.

Es sollten keine üppigen und kalten Mahlzeiten eingenommen werden.

Hausrezept:
1 Birne, mit 10 g Mandeln und 30 g Lotuswurzeln kleingeschnitten mit 500 ml Wasser ca. 1 Std. lang kochen lassen. Bei Bedarf kann auch mit Honig gesüßt werden.

b. Brustkrebs

Heute ist allgemein bekannt, dass eine fettreiche Kost mit einem hohen Anteil an tierischem Eiweiß die Entstehung von Brustkrebs fördern kann. Weiters stellen ein Mangel an ungesättigten Fettsäuren in der Ernährung, Übergewicht und reichlicher Alkoholgenuss (beide Faktoren fördern einen Anstieg des Östrogenhormonspiegels) zusätzliche Risikofaktoren dar. Um ein Rezidiv zu vermeiden, sollten daher in der Ernährung von Brustkrebspatientinnen diese krankheitsbegünstigenden Faktoren möglichst ausgeschlossen werden.

Die nachfolgenden Nahrungsmittel, Vitamine und Spurenelemente haben sich als günstig erwiesen:

Chinakohl, Blumenkohl, Pilze, Obst und Gemüse, β-Karotin (in Karotten und als Nahrungsergänzungskapseln), Vitamin C, Selen, Meeresfische, Gelee Royal.

c. Magenkrebs

Im Sinne der TCM werden folgende Nahrungsmittel als günstig angesehen – es gibt Hinweise, dass sie die Abwehr steigern können:

Kuhmilch, Ziegen- und Pferdemilch (direkt nach der Operation sollte jedoch keine Milch getrunken werden), frische und getrocknete Pilze, Fisolen, Yamswurzel.

Weiters können roher Knoblauch, Eier, Gemüse, vor allem Kohlgemüse, Ingwer, Obst mit Vitamin A und Vitamin C, Fische und Fischöl, Gelee Royal empfohlen werden.

Während Zyklen von Chemotherapie können besonders bei Magen-Beschwerden Knochenmarksuppe, Gelee Royal, Eier, Magerfleisch empfohlen werden.

Die Patienten sollten vor allem geräucherte, geselchte und verdorbene Lebensmittel, scharfe Gewürze, zu viel Salz, Alkohol und Nikotin meiden.

Wichtig ist die Aufnahme von kleinen Portionen leicht verdaulicher Speisen in ca. 4–5 Mahlzeiten pro Tag. Es sollen weiters kalte und sehr üppige Speisen vermieden werden.

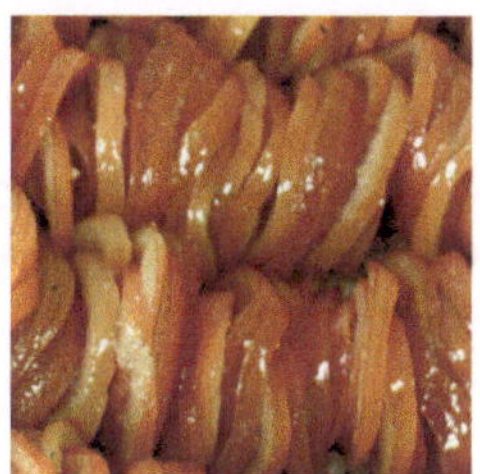

Sollte es zu Übelkeit und Erbrechen kommen, kann ein Tee aus Ingwer und Orangenschalen, der schluckweise über den Tag verteilt getrunken wird, hilfreich sein.

d. Speiseröhrenkrebs

Häufig wird gerade bei dieser Tumorform neben einer Operation eine Strahlenbehandlung notwendig. Im Sinne der TCM kann es durch die Strahlentherapie zu einer starken Schädigung des Yin und zu einem Flüssigkeitsmangel kommen.

Es sollen im Rahmen der Ernährung deshalb vermehrt Yin-aufbauende, flüssigkeitsergänzende und lungenbefeuchtende Nahrungsmittel zugeführt werden.
Dieser Effekt wird nachfolgenden Nahrungsmitteln zugeschrieben: Lotuswurzel, Wassermelone, Mandel, Spargel, weiße Morchel, Rindfleisch, Birnen-, Lotuswurzel-, Wasserkastaniensaft, Milch, Spargel, Mandelkernen, Honig.

Da bei dieser Tumorform viele Patienten über Schluckbeschwerden klagen, sollten die Patienten harte und raue, aber auch zu heiße und zu kalte Nahrung meiden, damit möglichst kein Reiz auf die angegriffenen Schleimhäute ausgeübt wird.

Beim Essen wäre es gut, auf kleine Bissen, häufiges Kauen und langsames Hinunterschlucken zu achten. Als Folge der Behandlung treten oft Mundtrockenheit und Mundbitterkeit auf – diesen Symptomen soll durch leicht verdauliche und breiige Nahrung Abhilfe geschaffen werden. Weiters sollte auf Nikotin, Alkohol und scharfe Gewürze verzichtet werden.

Empfohlene Rezepte:

- Entensuppe mit Wasserkastanie: ½ Ente (ca. 500 g) klein schneiden, mit Oliven, Wasserkastanien (50 g) in Wasser ca. 1 ½ Std. kochen und zum Schluss würzen.
- Maisgrieß: 1 Birne schälen, klein schneiden, mit 20 g Walnüssen in Wasser 10 min kochen und dann 50 g Maisgrieß dazugeben, kurz weiterkochen und bei Bedarf mit Honig süßen.

e. Leberkrebs

Bei dieser Tumorform wird empfohlen, eine nahrhafte und leicht verdauliche Nahrung zu sich zu nehmen, die aus reichlich Obst und Gemüse – vor allem Kohlgemüse – bestehen soll.

Weiters haben sich Seetang, Rettich, Pilze, Baummorchel und Tintenfisch als günstig erwiesen. Es sollen trockene, harte, üppige und scharfe Speisen gemieden werden. Zusätzlich kann die Diätetik mit Trinken von grünem Tee und der Einnahme von Selen unterstützend wirken.

f. Dickdarmkrebs

Da diese Tumorform in China eher selten auftritt, dürfte die chinesische Küche hier einen gewissen Schutz vor dem Entstehen dieser Tumore bieten.

Patienten mit Dickdarm- und Enddarmtumoren haben häufig Stuhlveränderungen – manchmal im Wechsel Durchfall und Verstopfung. Hier sollte versucht werden, eine regelmäßige Stuhlfrequenz herzustellen. Sollte der Stuhl zu viel an Flüssigkeit enthalten, so soll öfters feines Getreide gegessen werden – z. B. Weizenmehr, Reis. Wenn der Stuhl zu trocken ist, sollte man häufig grobe Getreidesorten (außer Weizen und Reis) essen – wie z. B. Mais, Haferflocken. Mumentee kann auch stopfend wirken.

Bei Verstopfung hingegen können Mandelkerne mit Honig gegessen werden. Die Verwendung von Yamswurzel in der Küche wird ebenfalls empfohlen. Weiters sollte auf Nikotin, Alkohol, geselchtes Fleisch und Frittiertes sowie auf scharfe Gewürze verzichtet werden.

Empfohlene Rezepte:

- Kaninchensuppe mit Feigen: 150 g Kaninchenfleisch, 60 g getrocknete Feigen, 20 g Baby-Ginseng 1 ½ Stunden zu einer Suppe verkochen.
- Süßkartoffelbrei: 250 g Süßkartoffel klein schneiden und mit 60 g Reis in Wasser zu einem Brei kochen, bei Bedarf zuckern.

10. Kapitel

Ernährungsempfehlungen gegen auftretende Nachwirkungen während und nach Chemotherapie

Die von der Schulmedizin angewendete Chemotherapie soll das weitere Wachstum von Krebszellen und damit auch etwaige Fernabsiedlungen in anderen Organen (Metastasen) verhindern. Häufig wird die Chemotherapie mittels Infusionen verabreicht und wirkt auf den gesamten Körper. Durch dieses Verfahren werden aber auch gesunde Zellen und Gewebe beeinträchtigt. Diese sogenannten Nebenwirkungen (Übelkeit, Erbrechen, Müdigkeit, Durchfälle, ...) könnten heute teilweise durch moderne Begleitmedikamente gemildert werden.

Richtige Ernährung ist eine Möglichkeit, dass Patienten die Belastungen selbst besser bewältigen können.

1. Die Chemotherapie kann Blutarmut hervorrufen.

Das Hauptziel der TCM-Ernährungsbehandlung ist die Wiederherstellung des Blutkreislaufes und die Zufuhr eisenhältiger Nahrungsmittel.

Empfohlene Lebensmittel:
Schweineleber, mageres Fleisch, Tomaten, Spinat, Datteln.

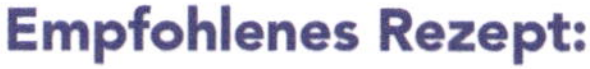

Empfohlenes Rezept:

Hühnersuppe

Zutaten: Schwarze oder rote Datteln (50 g), Huhn (1/2 Stück), schwarze Morcheln (10 g), Gewürze.

Schwarze Morcheln im lauwarmen Wasser einweichen, reinigen, mit anderen Zutaten im Wasser 1 ½ Std. kochen, würzen.

2. Die Chemotherapie kann Durchfall hervorrufen.

Durch Durchfall geht jede Menge von Kalium verloren, deshalb ist das Hauptziel der TCM-Ernährungsbehandlung die Kalium- und Flüssigkeitsergänzung.

Empfohlene Lebensmittel:
Kartoffeln, Orangen, Marillen, frisch gepresste Säfte, Tee

Empfohlene Rezepte:

Apfeltee

Zutaten: Äpfel (2 Stück), Wasser (1 l)
Äpfel (inkl. Schale) klein schneiden, mit Wasser 10 min kochen, essen und trinken.

Ingwertee

Zutaten: Ingwer (3–5 g), Drachenaugen (Longans) (15 g), Wasser (1 l)
Ingwer (inkl. Schale) in dünne Scheiben schneiden, mit Drachenaugen 20 min in Wasser kochen, trinken (Drachenaugen mit verzehren).

3. Die Chemotherapie kann Appetitlosigkeit hervorrufen.

Durch das Verzehren leicht verdaulicher Lebensmittel werden Milz/Pankreas und Magen gestärkt. Es sollten untertags mehrere kleine Mahlzeiten zu sich genommen werden, um den Appetit anzuregen! Ideal wäre es, vor jeder Mahlzeit ein bisschen Bewegung zu machen.

Empfohlene Lebensmittel:
Klebereis, Rettiche, rote Datteln.

Empfohlene Rezepte:

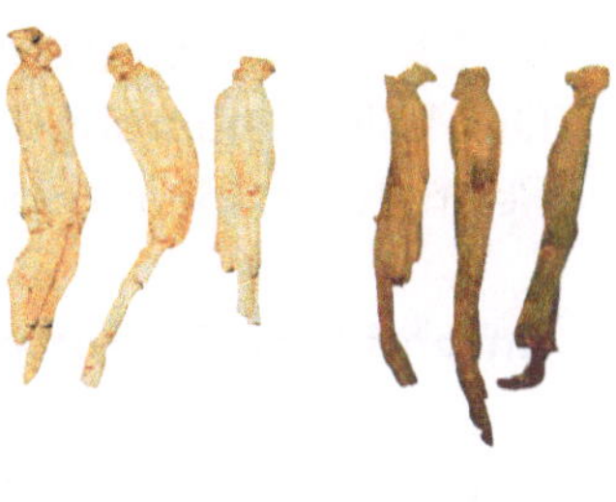

Ginsengbrei

Zutaten: Ginseng (10 g), getrocknete Kaki (2 Stk.), Reis (100 g).

Getrocknete Kaki klein schneiden, mit Ginseng in Wasser 1 Std. zu Brei kochen.

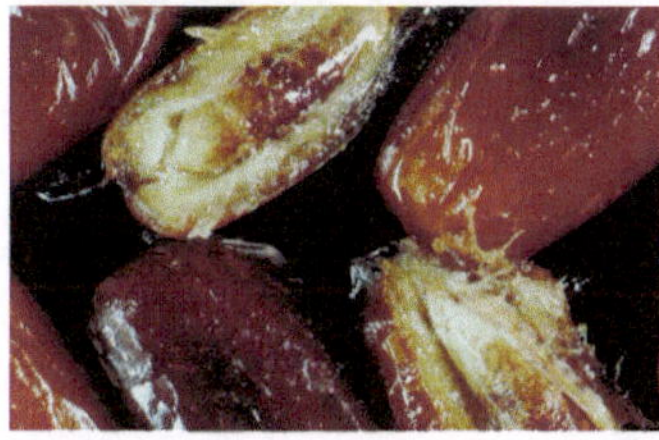

Roter Dattel-Tee

Zutaten: Rote Datteln (10 Stk.), Dang Shen (15 g), Wasser (1 ½ l).

Beide Zutaten in Wasser 20 min kochen, lauwarm trinken.

4. Die Chemotherapie kann Übelkeit und Erbrechen hervorrufen.

Das Hauptziel der TCM-Ernährungsbehandlung ist eine fettarme und leichte Ernährung. Um Übelkeit und Erbrechen zu vermeiden, sollten keine zu heißen Lebensmittel gegessen und vor dem Essen nichts getrunken werden.

Falls diese Symptome doch auftreten, tief durchatmen oder ein paar Ingwertropfen (Apotheke) auf die Zunge geben und langsam hinuntergleiten lassen.

Empfohlene Rezepte:

Bohnenbrei

Zutaten: weiße Bohnen (50 g), Reis (100 g); etwas Salz.

Weiße Bohnen mit Reis in Wasser zu Brei kochen und salzen. Mehrmals untertags zu sich nehmen.

Pflaumentee

Zutaten: getrocknete Pflaumen (6 Stk.), Wasser (½ l), etwas Zucker und Essig (je nach Geschmack).

Pflaumen in Wasser 10 min kochen, Zucker und Essig einrühren und als Tee trinken.

5. Die Chemotherapie könnte Mundtrockenheit hervorrufen.

Die TCM-Ernährungsbehandlung empfiehlt die Vermeidung von Reizmitteln. Ideale Speisen wären z. B. Nudelsuppe, Eiersuppe.

Empfohlene Rezepte:

Mungbohnenbrei

Zutaten: Mungbohnen (100 g), Reis (100 g), etwas Kandiszucker.

Mungbohnen mit Reis in Wasser zu Brei kochen, schließlich mit Kandiszucker zuckern.

Radieschensuppe

Zutaten: Radieschen (1 Bund), ein wenig Malzzucker, Wasser (1 l).

Radieschen (inkl. Schale) klein schneiden, in Wasser 15 min kochen, je nach Geschmack mit Malzzucker zuckern.

11. KAPITEL

Ernährungsempfehlungen gegen auftretende Nebenwirkungen während und nach Strahlentherapie

Seit Beginn des 20. Jahrhunderts werden Röntgenstrahlen und andere Energieformen zur Bekämpfung von Tumoren eingesetzt. Die Strahlentherapie wird meist lokal eingesetzt, um Tumorherde und verstreute Krebszellen zu vernichten. Grundsätzlich sollte man während der Strahlentherapie keine zusätzlichen Vitaminpräparate zu sich nehmen, da diese die Effektivität der Strahlentherapie reduzieren können.

So wie bei der Chemotherapie werden durch diese Methode nicht nur bösartige Zellen getroffen, sondern es wird auch umgebendes Gewebe geschädigt.

1. Die Strahlentherapie kann Qi-Schwäche hervorrufen.

Empfohlene Rezepte:

Hühnersuppe

Zutaten: Hühnerfleisch (250 g), Buchweizen (100 g), Gewürze.
Hühnerfleisch klein schneiden, mit Buchweizen in Wasser ½ Stunde kochen, würzen.

Schwarzer Reis-Brei

Zutaten: Schwarzer Klebreis (250 g), Erdnüsse (50 g), Drachenaugen Longans (10 g).
Reis reinigen, mit den anderen Zutaten in Wasser 1 Std. kochen, je nach Geschmack würzen oder zuckern.

2. Die Strahlentherapie kann Nierenschwäche hervorrufen.

Empfohlene Spezialrezepte
(Zutaten können in Fachgeschäften bezogen werden):

Huang Qi-Brei
Zutaten: Huang Qi (20 g), Reis (80 g).
Huang Qi in Wasser ½ Std. kochen, Wasser extrahieren, Reis im extrahierenden Wasser zu Brei kochen.

Adzukibohnen-Brei
Zutaten: Adzukibohnen (rote Bohnen) (150 g), Yi Yi Ren (150 g).
Adzukibohnen über Nacht einweichen, mit Yi Yi Ren in Wasser 1 ½ Std. zu Brei kochen.

3. Die Strahlentherapie kann Milz/Pankreas-Schwäche hervorrufen.

Empfohlene Spezialrezepte
(Zutaten können in Fachgeschäften bezogen werden):

Karottenbrei
Zutaten: Karotten (50 g), Reis (100 g), Dang Shen (10 g), Gewürze.
Reis reinigen, mit geschnittenen Karotten und Dang Shen in Wasser zu Brei kochen.

Hirsebrei
Zutaten: Hirse (60 g), schwarzer Klebreis, etwas Zucker.
Hirse und Reis in Wasser zu Brei kochen, mit Zucker süßen.

4. Die Strahlentherapie kann Leberschwäche hervorrufen.

Empfohlene Spezialrezepte
(Zutaten können in Fachgeschäften bezogen werden):

Spareribs-Suppe

Zutaten: Spareribs (500 g), Champignons (200 g), Dang Gui (10 g), Gewürze.
Alle Zutaten in Wasser 1 ½ Std. kochen.

Weiße Morchel-Suppe

Zutaten: Weiße Morcheln (20 g), Bocksdornfrüchte (20 g).
Weiße Morcheln in Wasser 1 Std. einweichen, mit Bocksdornfrüchten 1 Std. kochen, mit Kandiszucker süßen.

5. Die Strahlentherapie kann Haarverlust hervorrufen.

Empfohlene Rezepte:

Schwarze Bohnen-Suppe

Zutaten: Schwarze Bohnen (30 g), schwarzer Sesam (30 g), Bocksdornfrüchte (12 g), Zucker (20 g).
Schwarze Bohnen über Nacht in Wasser einweichen, alle Zutaten (außer Zucker) dazugeben und 30 min kochen, schließlich zuckern.

Reisbrei mit Walnüssen

Zutaten: Walnusskerne (30 g), schwarzer Sesam (30 g), Bocksdornfrüchte (10 g), Reis (100 g).
Alle Zutaten in Wasser 1 Std. zu Brei kochen, je nach Geschmack zuckern oder salzen.

12. Kapitel

Verbesserung der Lebensqualität bei Krebserkrankungen durch TCM-Ernährung

Die Erhaltung der Lebensqualität, gerade bei einer chronischen Erkrankung, wie es die Krebserkrankung ist, ist von besonderer Bedeutung.

Jeder Mensch wird eine persönliche Vorstellung von „Lebensqualität" haben, jedoch ist grundsätzlich die Erhaltung der Lebensfunktionen sowie die Ermöglichung der individuellen Lebensgestaltung essentiell.

Die modernen westlichen Krebstherapien bieten eine immer größere Chance auf Heilung oder zumindest Verkleinerung des Tumors. Während dieser Therapien kann jedoch die Lebensqualität beträchtlich eingeschränkt sein.

Die TCM bietet Patienten und ihren Angehörigen die Möglichkeit, selbst aktiv einen positiven Beitrag zur Verbesserung der Lebensqualität zu leisten.

Im Folgenden sind die wichtigsten Probleme und Beschwerdebilder zusammengestellt und nach den Vorstellungen der TCM klassifiziert. Ebenso sind Rezepte sowie Ernährungsrichtlinien angegeben.

a. Blutarmut

Als Begleiterscheinung von vielen Tumorarten und auch als Nebenwirkung der Chemotherapie und der Bestrahlung kann Blutarmut auftreten. In der TCM-Tradition gibt es eine Vielzahl von Nahrungsmitteln, die die Blut- und Qi-Bildung fördern sollen.

Folgende Nahrungsmittel werden in der Diätetik dafür eingesetzt: Schweineleber, Schweineniere, Spinat, Sellerie, Rettich, Tomaten, Pfirsiche, Marillen, Trauben, Pflaumen, rote Datteln, Ananas, Mandarinen, Orangen, Feigen. Zusätzlich empfiehlt es sich, Vitamin-C-reiche Nahrungsmittel zu konsumieren, um damit die Aufnahme von Eisen in den Körper zu begünstigen.

Einige Rezepte haben sich für diesen Zweck besonders bewährt:

- Rosinenbrei: Es werden 30 g Rosinen, 20 g rote Datteln und 100 g Reis in Wasser ¾ Std. gekocht. Bei Bedarf kann der Brei gezuckert werden.
- Mungbohnensuppe: 50 g Mungbohnen, 50 g rote Datteln und 20 g Erdnusskerne werden 1 Std. mit Wasser zu einer Suppe gekocht und dann mit rotem Zucker versehen. Die besten Erfolge treten ein, wenn die Suppe 15 Tage lang gegessen wird.
- Spinatbrei mit schwarzen Morcheln: Als Vorbereitung werden 15 g schwarze Morcheln ½ Std. in Wasser eingeweicht. Dann werden die schwarzen Morcheln und 200 g Spinat geschnitten. Zuerst wird der Reis mit den schwarzen Morcheln ½ Stunde mit Wasser gekocht, dann fügt man den geschnittenen Spinat dazu und kocht den Brei weitere 10 min. Vor dem Servieren wird der Brei gewürzt.

b. Appetitlosigkeit

Fast alle krebskranken Patienten erleiden während und nach der Behandlung Magen- und Darmreaktionen, wobei Appetitlosigkeit zu der häufigsten Nebenwirkung zählt. Um den Appetit anzuregen, sollte man daher die Mahlzeiten an die jeweiligen Bedürfnisse anpassen – z. B. wenn kalte Speisen bevorzugt werden, sollte man Schinkensalat oder Joghurt zum Essen servieren. Wenn es Vorlieben für warme Speisen gibt, so sollte man das Essen sofort nach dem Kochen servieren. Wichtig ist, dass das Essen auch sonst den jeweiligen Vorlieben angepasst ist und dass auf eine appetitliche Darreichung geachtet wird. Besonders bunte Farben am Teller regen die Lust zum Essen wieder an.

Einige Empfehlungen als Anregung:

- Weissdorntee: 10 g Weissdornfrüchte mit 10 Stück roten Datteln in Wasser 20 min kochen. Den Tee trinken und die roten Datteln mitessen.
- Drei-farbige Suppe: Für diese Suppe braucht man 2 Tomaten, 30 g Erbsen, 100 g Hühnerfleisch, 1 Eiweiß, 2 Esslöffel Kartoffelstärkemehl, Gewürze und Sesamöl. Das Hühnerfleisch wird zu Faschiertem gehackt und anschließend mit Eiweiß und Kartoffelstärkemehl gemischt. Die Mischung wird gewürzt, und es werden daraus Knödel geformt, die in Wasser mit den klein geschnittenen Tomaten und Erbsen 10 min gekocht werden. Anschließend salzen und mit Sesamöl verfeinern.
- Kalte Nudeln: 100 g Nudeln werden gekocht, abgeseiht und abgekühlt. 2 Esslöffel Erdnusscreme werden mit lauwarmem Wasser zu einem Brei verrührt und dann mit Sesamöl und Sojasoße gemeinsam mit den Nudeln vermischt und serviert.

Im Sinne der TCM werden auch spezielle Syndrome beschrieben, in der Appetitlosigkeit als wichtiges Element aufscheint:

- Magen-Qi-Mangel mit Kälte: Dieses Syndrom entsteht bei einem Ungleichgewicht zwischen Magen und Milz/Pankreas – vor allem nach langer Krankheit. Diese Form ist gekennzeichnet durch kurze Brechattacken mit dünner Flüssigkeit, weichen Stühlen und leisen Speigeräuschen. Die Patienten klagen über Abgeschlagenheit, Appetitlosigkeit und weisen meist ein deutliche Blässe im Gesicht auf. Neben Übelkeit und Erbrechen wird auch häufig Aufstoßen angegeben.

Diätempfehlungen: Bei dieser Form soll versucht werden, Magen und Milz/Pankreas zu stärken und den dreifachen Erwärmer mittels warmer Nahrungsmittel wie Rind, Lammfleisch und Kardamom zu erwärmen. Es sollen Nahrungsmittel mit kaltem Temperaturverhalten, wie Zucker und gekühlte Getränke, vermieden werden. Außerdem sollte nicht gefastet und nicht zu spät gegessen werden.

- Nahrungsstau im Magen: Als Ursache dieser Störungen wird Fehlernährung genannt – zu viel, zu roh und vor allem zu schwer. Dieser Zustand kann aber auch bei unregelmäßiger Ernährung erfolgen. Gekennzeichnet ist diese Form durch saures Erbrechen von unverdauten Nahrungsresten, wobei nach dem Erbrechen eine deutliche Erleichterung der Beschwerden verspürt wird. Als Begleiterscheinung geben die Patienten oft ein Völlegefühl und ein Druckgefühl im Oberbauch an. Häufig ist mit diesem Syndrom auch ein Appetitmangel verbunden.

Diätempfehlungen: Achten auf die Regulation und Harmonisierung der Nahrungszufuhr. Weiters soll der dreifache Erwärmer gestärkt werden (z. B. Hirse, Reis, Kürbis, Huhn, Malz, ...).

c. Blähungen

Im Sinne der TCM können verschiedene Syndrome unterschieden werden, die immer durch eine Störung der Transport- und Umwandlungsfunktionen in Magen und Milz/Pankreas verursacht werden. Zusätzlich zu den Blähungen können in schweren Fällen auch Aufstoßen, Erbrechen und lokale Schmerzen entstehen. Grundsätzlich kann zwischen einem Fülle- und einem Mangelsyndrom unterschieden werden:

- Fülle-Syndrom: Bei dieser Form kommt es zu einer Qi-Stauung mit Nahrungsstau, die durch übermäßige und unregelmäßige Ernährung hervorgerufen werden kann. Die Patienten geben meist ein Völlegefühl an, das durch Druck verstärkt wird. Die Blähgeräusche sind laut. Weiters kann es zu starkem Mundgeruch, Aufstoßen und Erbrechen kommen.

Diätempfehlungen: Bei dieser Form soll auf die Einhaltung der allgemeinen Ernährungsregeln besonderer Wert gelegt werden.

- Mangel-Syndrom: Hier geht man von einer schwachen Qi-Zirkulation im Magen und Darm, besonders nach langer Krankheit, aus. Aber auch Milz/Pankreas- und

Magen- Qi-Mangel können die Ursachen für dieses Beschwerdebild sein.

Die Patienten geben durch Druck auf den Bauch eher eine Erleichterung des Völlegefühls an, sie haben eher leise Blähgeräusche, sind meist appetitlos, abgeschlagen und haben wenig Interesse an ihrer Umwelt.

Diätempfehlungen: Bei dieser Form sollen warme Nahrungsmittel gegessen werden. Auf Rohkost, Südfrüchte und eisgekühlte Speisen sollte verzichtet werden.

d. Verstopfung

Obwohl viele Tumorpatienten an Durchfall leiden, geben auch viele Betroffene lästige Verstopfungen an.

Ähnlich anderen Symptomen gibt es in der TCM-Vorstellung nicht immer nur eine Ursache für das Auftreten von Darmträgheit, sondern eine breite Palette von Störungen, wie z. B.:

- Qi-Blockade des Dünndarms: Durch eine Stagnation von Qi im Dünndarm kann der Nahrungsbrei nicht weiterbewegt werden. Dieses Bild wird durch heftige, akute Schmerzen im Bauchraum gekennzeichnet, wobei es zu einer verminderten Darmpassage und fehlenden Gasbildung kommt. Im Extremfall kann es zu Darmverschluss und Koterbrechen kommen. **VORSICHT:** Da sich hinter diesem Syndrom ein akuter Darmverschluss verbergen kann, sollte nicht zu lange versucht werden, die Beschwerden selbst zu beheben, sondern unverzüglich ärztliche Hilfe in Anspruch genommen werden.

- Flüssigkeitsmangel im Dickdarm: Dieses Syndrom wird durch Trockenheit im Darm und einen inneren Hitzemangel verursacht. Die Patienten klagen über trockene, harte Stühle, die nur schwer abgesetzt werden können. Mund- und Rachentrockenheit können als Begleitumstände auftreten, weiters kann es schlaffe, trockene Haut und Schleimhäute geben. Dieses Bild ist meist auch mit einer Blutarmut vergesellschaftet.

Diätempfehlung: Mit der Diätetik soll der Darm befeuchtet und der Stuhlgang gefördert werden, was z. B. durch **Honig**, Tofu, Spinat, Banane, Pinienkerne erzielt werden kann. Auf reichlich Flüssigkeitszufuhr ist zu achten, und allgemein sind Nahrungsmittel mit süßem, befeuchtendem Charakter und salzigem Geschmack vorzuziehen.

- Dickdarmschwäche mit Kälte: Bei dieser Symptomatik tritt Verstopfung mit weichem Stuhl ohne Stuhldrang auf. Es kann auch zu Blähungen kommen und zu Schwäche und Schweißneigung nach dem Stuhlgang. Die Patienten geben ein Kältegefühl an und haben meistens kalte Extremitäten, Appetitmangel, Erschöpfungszustände und dumpfe Bauchschmerzen, die sich nach Bauchmassage und lokale Wärmebehandlung bessern. Dieses Syndrom wird nach TCM-Vorstellung durch eine Dickdarm-Leere und einen inneren Kälte-Mangel hervorgerufen, die ihre Ursache in einem allgemeinen Qi-Mangel von Milz/Pankreas, Magen und Dickdarm haben.

Diätempfehlungen: Durch die Ernährung sollen Milz/Pankreas und Magen gestärkt und erwärmt und die Dickdarmfunktion verbessert werden, was durch Essen von warmen, scharfen und süßen Nahrungsmitteln wie z. B. Reis, Huhn, Thymian, Lamm und getrocknetem Ingwer unterstützt werden kann.

- Kälte im Dickdarm mit Qi-Stagnation: Dieses Syndrom wird meist durch äußere Kälteeinwirkungen auf den Darm hervorgerufen, wodurch der Qi-Fluss des Darmes gehemmt wird. Es kann zu Verstopfung mit tief empfundenen Bauchschmerzen kommen, die sich nach örtlicher Wärme bessern. Wenn auch Feuchtigkeit dazukommt, kann die Verstopfung in Durchfall mit wässrigem Stuhl umschlagen.

Diätempfehlungen: Durch die Ernährung sollen die Qi-Funktion im Dickdarm gefördert und die Kälte vertrieben werden.

- Nieren-Yin-Mangel: Hitzesensationen am Brustkorb, an den Handflächen und Fußsohlen, sowie Nachtschweiß, Mund- und Rachentrockenheit, Verstopfung, Schlafstörung mit vielen Träumen, Schmerzen sowie Schwächegefühl in der Lendenwirbelsäule und Durst prägen diesen Syndromkomplex, der seine Ursachen in einer Schwäche von Nieren-Yin hat und häufig auch mit Mangel-Hitze einhergeht. Diese Mangel-Hitze macht sich zusätzlich zu den oben genannten Beschwerden mit starken Hitzezeichen und Ängsten bemerkbar. Nach der TCM-Lehre hat dieses Syndrom seine Ursache in langen, schweren Erkrankungen, in Blutverlust und chronischer Überarbeitung. In der Behandlung strebt man an, das Nieren-Yin zu stärken, die Mangel-Hitze zu klären und den Geist-Shen zu beruhigen.

Diätempfehlungen: Bei diesem Bild wird die Einnahme von Barsch, Kaninchenleber, Löwenzahn, Algen, Weizen, schwarzem Sesam, Walnüssen, Mandarinen, Weintrauben und Gerste angeraten.

e. Durchfall

Von Durchfall werden viele Tumorpatienten – speziell in der Phase der Chemotherapie geplagt, da die Chemotherapeutika auch die gesunden Zellen im Darm schädigen können.

In der TCM werden Syndrome des Dünn- und des Dickdarms und auch von Milz/Pankreas beschrieben, die Durchfälle auslösen können. Bei folgenden Symptomkomplexen kann Durchfall als Teil des Syndromkomplexes auftreten:

- Dünndarmschwäche mit Kälte: Durch Schwäche und äußere Kälte kommt es zum Auftreten von Durchfällen – vor allem zum Absetzen von weichen bis breiig-flüssigen Stühlen. Die Schwäche ist weiters geprägt von milden Schmerzen im Bauchraum, die sich durch Druck und

Wärme bessern, deutlichen Blähungsgeräuschen sowie reichlich, blassgelbem Urin.

Diätvorschläge: Die Diätetik soll Milz/Pankreas und den Dünndarm stärken und wärmen, was durch Reis, Huhn, Thymian, Lamm und getrockneten Ingwer unterstützt wird. Es sollen Nahrungsmittel mit kaltem Temperaturverhalten, wie Zucker und gekühlte Getränke, vermieden werden. Außerdem sollte nicht gefastet und nicht zu spät gegessen werden.

- Feuchte Hitze im Darm: Bei dieser Form der Störung treten meist heftige Bauchschmerzen mit Krämpfen auf. Der reichliche Stuhl riecht faulig und hat häufig auch Schleimbeimengungen. Die Patienten klagen über häufigen und heftigen Stuhldrang, der auch nach dem Stuhlgang anhält, sowie über brennende Schmerzen im Afterbereich. Häufig wird dieses Phänomen von deutlichem Schweregefühl im Körper und in den Extremitäten sowie von Völlegefühl begleitet.

Diätempfehlungen: Durch die Ernährungsempfehlungen soll die Feuchtigkeit aufgelöst, die Hitze beseitigt und Magen, Dünn- und Dickdarm harmonisiert werden. Es wird empfohlen, bitterscharfe, kühlende Nahrungsmittel zu sich zu nehmen (z. B. Bambussprossen, Kohlrabi, Rettich, Radieschen, Gerste), schwarzen Tee zu trinken und Nahrungsmittel zu meiden, die heiß, sehr süß und fettig sind. Weiters wird Alkoholkarenz angeraten.

- Milz/Pankreas-Qi-Mangel: Der Milz/Pankreas-Qi-Mangel entsteht durch einen Mangel oder eine Schwäche an Qi in dieser Region und äußert sich durch Appetitmangel, unvollständige Verdauung mit unverdauten Nahrungsresten im Stuhl, Durchfall mit breiig-flüssigen Stühlen, Blähungen, Völle- und Druckgefühl im Oberbauch. Die Beschwerden bessern sich in der Regel durch Druck auf den Bauch und durch Massagen. Da Milz/Pankreas auch die Quelle von Qi und Blut ist, kann es bei diesem Mangelbild zu Blässe und allgemeiner Erschöpfung kommen. Als Ursache werden neben unregelmäßiger

Nahrungsaufnahme auch Überarbeitung und psychische Probleme sowie chronische Erkrankungen angesehen.

Diätempfehlungen: Zur Stärkung von Magen- und Milz/Pankreas-Qi werden die Einnahme von Nahrungsmitteln mit warmem und süßem Charakter – Reis, Huhn, Thymian, Lamm, getrockneter Ingwer und Walnüsse – empfohlen.

- Milz/Pankreas-Yang-Mangel: Dieses Syndrom zeigt ein ähnliches Beschwerdebild wie der Milz/Pankreas-Qi-Mangel, aber es kommen zusätzlich Kältegefühl, Frösteln und kalte Extremitäten hinzu. Die Durchfälle sind eher wässrig mit unverdauten Nahrungsresten. Die Beschwerden bessern sich in der Regel durch Druck auf den Bauch und durch Wärme.

Diätempfehlungen: Die Empfehlungen sind ähnlich denen des Milz/Pankreas-Qi- Mangelsyndroms.

- Feucht-Kälte im Milz/Pankreas-Syndrom: Bei diesem Störungskomplex kommt es zu einem Flüssigkeitsstau von Milz/Pankreas durch äußere Feuchte und Kälte. Das Beschwerdenbild setzt sich aus Völle- und Druckgefühl in Brustkorb und Bauchraum, Appetitmangel, Geschmacksverlust, süßlichem Mundgeschmack, Flüssigkeitsansammlungen in Geweben, lockeren weichen Stühlen bis hin zu Durchfall, manchmal auch in Kombination mit Übelkeit und Erbrechen, zusammen. Dieses Bild kann sich zu einem Qi-Mangel-Syndrom weiterentwickeln, das sich in Müdigkeit und allgemeiner Erschöpfung manifestiert. Therapeutisch wird in der TCM versucht, die Feuchtigkeit zu beseitigen und den Magen und Milz/Pankreas zu stärken.

Diätempfehlungen: Der therapeutische Ansatz kann durch die Aufnahme von Ingwer und Mandarinenschalen unterstützt werden. Gewürze wie Fenchel, Thymian, Basilikum, Sternanis können hier hilfreich wirksam sein. Die Patienten sollen zusätzlich kalte Nahrungsmittel sowie solche mit schwerer und „klebriger" Konsistenz meiden.

- Feucht-Hitze in Milz/Pankreas und Magen: Im Gegensatz zum vorgenannten Syndrom steht hier der Hitze-Aspekt im Vordergrund. Das Beschwerdenbild ist durch Völlegefühl und Schmerzen im Ober- und Unterbauch geprägt, es werden weiche Stühle, die übel riechen, abgesetzt. Die Patienten klagen über bitteren Mundgeschmack, Brennen im After, haben Durst, ohne Bedürfnis zu trinken, sind müde, kraftlos und fühlen sich schwer. Therapeutisch wird in der TCM versucht, die Hitze abzuleiten und Milz/Pankreas zu stärken.

Diätempfehlungen: Hier steht im Vordergrund die Aufnahme von kühlenden Produkten (wie Bambussprossen, Kohlrabi, Rettich, Radieschen, grüner Tee) und das Meiden von heißem Essen, fetten Speisen, gegrillten, gebratenen und frittierten Nahrungsmitteln (Chips, geröstete Erdnüsse usw.).

f. Geruchsempfindlichkeit

Manche Patienten reagieren auf Gerüche sehr empfindlich, der den bei einigen Patienten vorhandenen Brechreiz noch weiter verstärken kann. Bei diesen Patienten sollten Speisen gemieden werden, die stark riechend sind.

Günstig kann sich bei diesen Patienten auswirken, wenn sie sich in stets gut gelüfteten Räumen aufhalten und Küchengerüche, Tabakrauch und Parfum meiden.

Diese Patienten profitieren von einer leichten Küche, die nicht zu stark gewürzt ist und auch sehr fettarm ist.

Empfohlene Rezepte:

- Dang-Shen-Tee: 10 g Dang-Shen-Tee wird mit 10 Stk. Datteln 20 min gekocht. Der Tee soll getrunken werden und die Datteln können auch mitgegessen werden.
- Kakibrei: 2 Stk. getrocknete Kaki werden klein geschnitten und mit 60 g Reis ca. ½ Std. mit Wasser zu einem Brei verkocht. Der Brei kann vor dem Servieren leicht gewürzt werden.

- Nudelsuppe mit Champignons: 1 Paprika wird klein geschnitten und mit 150 g kleinen Champignons kurz geröstet und gewürzt. 150 g Nudeln werden in Wasser gekocht und gesalzen, und dann werden die Paprika und Champignons dazugegeben.

g. Gewichtsprobleme

Die konsumierende Eigenschaft der Grunderkrankung und die Aufnahmestörungen von Nahrungsmitteln im Darm – meist als direkte Folge der Chemotherapie – führen bei vielen Tumorpatienten zu einer massiven Gewichtsabnahme.

In der TCM werden Syndrome benannt, die als integralen Bestandteil die Gewichtsabnahme beinhalten – bei diesen Fällen ist eine spezifische Ernährung empfohlen.

- Lungen-Yin-Mangel: Ein ähnliches Syndrom wie das oben genannte Lungen-Qi- Mangel-Syndrom ist durch trockenen, unproduktiven Husten mit spärlichem, zähflüssigem Auswurf, Mund-Rachentrockenheit, Hitzegefühle, Nachtschweiß, Hitzesensationen am Brustkorb und an den Fußsohlen sowie durch Gewichtsabnahme gekennzeichnet. Durch die Therapie sollen das Lungen-Yin und dessen Funktion gestärkt und die Lunge befeuchtet werden. Diätempfehlungen: Durch den Verzehr von Bananen, Mandeln, Äpfel, Oliven, Weizen, schwarzem Sesam, Walnüssen, Weintrauben, Mandarinen und Gerste soll dieser Prozess unterstützt werden.

  - Nahrungsstau im Magen: Die Ursache dieser Störungen wird Fehlernährung genannt – zu viel, zu roh und vor allem zu schwer. Dieser Zustand kann aber auch bei unregelmäßiger Ernährung erfolgen. Gekennzeichnet wird diese Form durch saures Erbrechen von unverdauten Nahrungsresten, wobei nach dem Erbrechen eine deutliche Erleichterung der Beschwerden verspürt wird.

Als Begleiterscheinung geben die Patienten oft ein Völlegefühl und ein Druckgefühl im Oberbauch an. Häufig ist mit diesem Syndrom auch eine deutliche Abmagerung verbunden.

Diätempfehlungen: Achten auf die Regulation und Harmonisierung der Nahrungszufuhr, weiters soll der dreifache Erwärmer gestärkt werden (z. B. Hirse, Reis, Kürbis, Huhn, ...).

h. Hitzewallungen

Eine Vielzahl von Patienten leidet unter Hitzewallungen, die nach den TCM-Prinzipien unterschiedliche Ursachen haben können und daher auch einer unterschiedlichen diätetischen Unterstützung bedürfen.

Die nachfolgenden Syndrome treten dabei am häufigsten auf:

- Herz-Yin-Mangel: Dieses Syndrom ist durch Herzklopfen, Ein- und Durchschlafstörungen mit Träumen oder Aufwachen gekennzeichnet. Viele der betroffenen Patienten erleben auch heftige Panikattacken und sind ängstlich. Besonders häufig wird Nachtschweiß angegeben und Hitzeempfindungen am Brustkorb, an den Handflächen und Fußsohlen, sowie Mund- und Rachentrockenheit. Manche dieser Patienten verlieren deutlich an Gewicht und haben sehr trockene Stühle. Mit der Therapie soll versucht werden, das Herz-Yin zu stärken und zu nähren sowie den Geist-Shen zu beruhigen.

Diätempfehlungen: Günstig haben sich bei diesem Syndrom Weizen, Eigelb, Weizenbier, Lotussamen, schwarzer Sesam, Mandarinen, Weintrauben und Gerste erwiesen.

- Loderndes Herz-Feuer-Syndrom:
  Bei diesem Syndrom kommt es zu einem „lodernden" Herzfeuer, das sich in Form von Herzklopfen, Erregungszuständen mit Reizbarkeit, Schlafstörungen mit vielen Träumen, extremer

Unruhe, Gesichtsrötungen und Hitzewellen äußert. Durch die extreme innere Hitze kann es auch zu Mundtrockenheit, Zungen- und Mundgeschwüren sowie bitterem Mundgeschmack kommen. Als Ursache werden in der TCM neben schweren psychischen Störungen eine Qi-Stagnation, die sich in Hitze umwandelt, angesehen. Als Therapieziel wird die Klärung des Herz-Feuers und die Beruhigung des Geist-Shen angestrebt.

Diätempfehlungen: Die therapeutischen Bemühungen können durch den Verzehr von Aloe vera, Wassermelonen, Äpfel und Lotussamen begünstigt werden.

- Nieren-Yin-Mangel (siehe Seite 84).

i. Müdigkeit

Als Nebenwirkung der Chemotherapie und aufgrund der konsumierenden Eigenschaften der Grundkrankheit leiden viele Patienten an Müdigkeit, Abgeschlagenheit und Mattigkeit.

Im Rahmen der TCM-Theorien können diese Beschwerden eine Vielzahl von Syndromen als Ursache haben, die auch einer unterschiedlichen Diätetik bedürfen:

- Leber-Blut-Mangel: Dieses Syndrom wird durch eine verminderte Blutproduktion durch das Milz/Pankreas-Qi und einen Milz/Pankreas-Yang-Mangel verursacht, wie dies durch nährstoffarme Ernährung, Blutverluste, chronische Erkrankungen auftreten kann. Neben Müdigkeit geben die Patienten Vergesslichkeit und Schlafstörungen an. Die meisten Patienten klagen über Einschlafstörungen oder häufiges Erwachen, sie haben viele Träume und einen unruhigen Schlaf und können auch im Schlaf reden. Die Gesichtsfarbe ist mattblass oder fahlgelb, sie haben oft bläuliche Lippen, Schmerzen im Oberbauchbereich und verlieren an Gewicht.

Diätempfehlungen: Durch die Ernährung soll die Blutbildung gefördert und die Blutspeicherung in der Leber begünstigt werden, was durch den Genuss von Karotten, Pinienkernen, Jasmintee, roten Weintrauben und schwarzem Sesam erreicht werden kann.

j. Mundschleimhautentzündungen

Viele Tumorpatienten beklagen als Nebenwirkung von Chemo- und/oder Strahlentherapie schmerzhafte Entzündungen der Mund- und Rachenschleimhaut. Bei einigen Patienten können sich sogar Geschwüre an der Schleimhaut bilden.

Im Sinne der TCM werden diese Störungen als Yang-Störungen gewertet. Daher sollen Yang- Lebensmittel gemieden und leichten, kühlen Yin-Nahrungsmitteln der Vorzug gegeben werden.

Empfohlene Rezepte:

- Chrysanthemen-Tee: 10 g Chrysanthemen werden mit 6 g Bockdornfrüchten in 2 l Wasser 10 min aufgekocht. Es sollen auch die gekochten Bockdornfrüchte mitgegessen werden.
- Entensuppe: 15 g weiße Morcheln werden ½ Std. eingeweicht und dann klein geschnitten. Dann werden 250 g Entenfleisch und 30 g Lotusblumenkerne gemeinsam mit den Pilzen 1 ½ Std. gekocht und nach Geschmack gewürzt.

Neben diesen allgemeinen Empfehlungen sollte versucht werden, die Störungen entsprechend der TCM-Lehre nach den Syndromen einzuordnen und je nach dem spezifischen Syndrom spezielle Empfehlungen zu berücksichtigen.

Mund- und Rachenentzündungen mit und ohne Geschwüre können durch die nachfolgenden Syndrome verursacht werden:

- Loderndes Herz-Feuer-Syndrom (siehe Seite 89).

Diätempfehlungen: Die therapeutischen Bemühungen können durch den Verzehr von Aloe vera, Wassermelonen, Äpfel und Lotussamen begünstigt werden.

- Hitzeakkumulation im Herz, in Milz/Pankreas und im Magen: Bei dieser Form leiden die Patienten unter Entzündungen mit Geschwüren im Mund-Rachen-Raum. Diese Geschwüre sind meist von einer tiefroten Schwellung umgeben. Die Patienten geben brennende Schmerzen an, wodurch das Essen, Schlucken und Sprechen stark behindert werden kann.

Diätempfehlungen: Die Patienten sollen auf jeden Fall scharfe Speisen sowie Alkohol und Tabak meiden. Der Genuss von gebrannten, gebackenen, gegrillten und gerösteten Nahrungsmitteln soll eingeschränkt werden. Die Nahrungsmittel sollen eine kühlende Eigenschaft aufweisen, was durch Aloe vera, schwarzen Tee, **Wassermelonen**, Äpfel und Lotussamen erreicht wird.

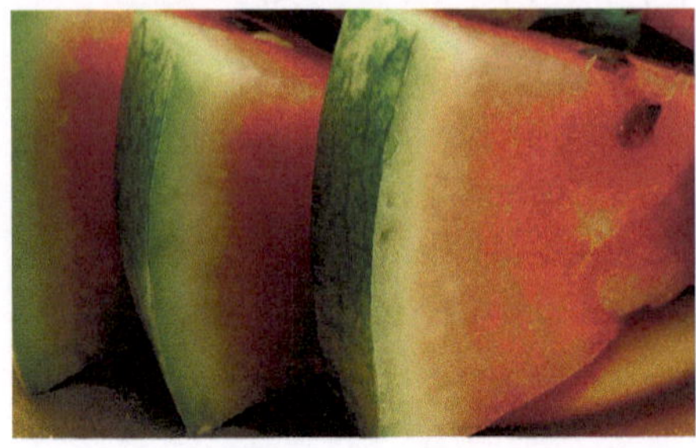

- Yin-Mangel mit Mangel-Hitze: Bei dieser Form weisen die Entzündungen der Mund- und Rachenschleimhaut häufig grau-weißliche Auflagerungen auf, sind leicht gerötet und nur gering schmerzhaft. Diese Form wird häufig von Gesichtsrötungen und Hitzesensationen begleitet.

Diätempfehlungen: Die Patienten sollen auf jeden Fall scharfe Speisen sowie Alkohol und Tabak meiden. Der Genuss von gebrannten, gebackenen, gegrillten und gerösteten Nahrungsmitteln soll eingeschränkt werden. Weizen, Eigelb, Weizenbier und Lotussamen können eine Unterstützung bei der Linderung der Beschwerden darstellen.

Mundtrockenheit: Viele Tumorpatienten geben als Nebenwirkung der Chemotherapie Mundtrockenheit und Halsschmerzen an.

Der Mund sollte mehrmals am Tag mit Sodawasser oder Zitronentee gespült werden. Allgemein sollte auf den Verzehr von zu heißen Speisen verzichtet werden. Günstig haben sich in diesen Fällen auch leicht verdauliche Breis, Suppen und Salate erwiesen.

Empfohlene Rezepte:

- Birnen-Trauben-Saft: Eine gleiche Menge von Birnen und Trauben wird in der Saftmaschine zu Saft gepresst und frisch getrunken.
- Feigenbrei: 20 g Feigen werden klein geschnitten, mit 50 g Reis und etwas Kandiszucker ca. ½ Std. gekocht.
- Rettichsalat: 100 g Rettich und 100 g Radieschen werden in dünne Streifen geschnitten, mit Salz vermischt und 10 min stehen gelassen. Der entstandene Saft wird dann entfernt und der Salat mit Zitronensaft und Sesamöl gemischt.

In der TCM gibt es mehrere Syndrome, die mit Mundtrockenheit einhergehen, aber kein isoliertes Beschwerdebild darstellen. Bei folgenden Symptomkomplexen kann Mundtrockenheit als Teil des Syndromkomplexes auftreten:

- „Loderndes Herzfeuer": Unter diesem blumigen Begriff wird ein Syndromkomplex verstanden, bei dem es einen Herz-Yin-Mangel gibt und sich durch die Qi-Stagnation Hitze entwickelt, die zur Austrocknung von Körperflüssigkeiten führt. Dieses Beschwerdebild ist weiters durch Erregungszustände mit Reizbarkeit und Schlafstörungen mit vielen Träumen, Ruhelosigkeit, Hitzewellen und Gesichtsrötung gekennzeichnet. Ziel der Diätetik soll eine Unterstützung in der Kühlung sein.

Diätvorschläge: Aloe vera, Wassermelonen, Äpfel, Lotussamen. Nahrung mit heißem Temperaturverhalten wie Kaffee, scharfe Gewürze, gegrillte und geröstete Nahrungsmittel, sollte möglichst gemieden werden.

- Schleim-Hitze-Retention in die Lunge (siehe Seite 82).
- Symptom „Leber attackiert den Magen": Diese sehr blumige Beschreibung versucht, die uns ebenfalls bekannte Idee zu illustrieren, dass sich Aufregung und depressive Verstimmungsbilder auf den Magen schlagen können, und zwar über eine negative Beeinflussung der Leber auf den freien Qi-Fluss. Diese Form wird durch psy-

chische Elemente ausgelöst, und es werden saure Nahrungsreste erbrochen. Häufig wird diese Form von Schmerzen im Bauchraum, häufigem Aufstoßen und psychischer Reizbarkeit begleitet.

Diätempfehlungen: Durch die Diätetik soll die Qi-Zirkulation reguliert, die Leber besänftigt und der Magen gestärkt werden. Diese kann durch den Verzehr von Reis, Huhn, Thymian, getrocknetem Ingwer, Jasmintee, Weizenbier, Dinkel und Grünkernen günstig beeinflusst werden.

- Magen-Qi-Mangel mit Kälte (siehe Seite 81).
- Magen-Qi-Mangel: Diese Form kann durch lange Krankheitszustände sowie durch Überarbeitung ausgelöst werden. Die Patienten erbrechen geringe Flüssigkeitsmengen mit leisen Speigeräuschen. Weiters klagen sie über Trockenheit in Mund und Hals und über Appetitverlust.

Diätempfehlungen: Bei diesem Yin-Mangel sollen Magen und Milz/Pankreas unterstützt werden, was durch den Genuss von Reis, schwarzem Sesam und Weizen erreicht werden kann. Es soll dabei auf scharfes und heißes Essen wie Kaffee, scharfe Gewürze, gegrillte und geröstete Nahrungsmittel möglichst verzichtet werden.

- Lungen-Yin-Mangel (siehe Seite 88).
- Nieren-Yin-Mangel (siehe Seite 84).

k. Verändertes Geschmacksempfinden

Manche Patienten erleben unter der Chemotherapie eine Änderung ihrer Geschmacksempfindung. Speisen, die anderen gut schmecken, werden von diesen Patienten als bitter schmeckend oder als ungenießbar erlebt, wodurch der meist ohnehin schon schlechte Appetit völlig verdorben wird.

Günstig haben sich bei diesen Geschmacksstörungen der Verzehr von Joghurt, Erdnusscreme und eiweißhaltigem Essen erwiesen. Auch der Genuss von säurehaltigen Substanzen kann den Geschmackssinn wieder reizen und den Appetit wieder anregen.

Empfohlene Rezepte:

- Tofusuppe: 1 Stück Tofu sowie eine Tomate klein schneiden und dann 5 min kochen und salzen.
- Birnensalat: 1 Bund Radieschen in dünne Streifen schneiden, salzen und 10 min stehen lassen. Der Saft, der sich absondert, wird abgegossen. 2 Birnen werden ebenfalls klein geschnitten und zu den Radieschen gegeben und mit Essig und Sesamöl abgeschmeckt.
- Süß-saurer Fisch: 400 g Dorsch werden in kleine Würfel geschnitten und dann in Palatschinkenteig (= Pfannkuchenteig) getaucht und in Öl gelblich gebraten. Aus Wasser, Essig, Zucker und Sojasoße wird eine Soße zubereitet, die kurz aufgekocht wird, bis sie einen süß-säuerlichen Geschmack annimmt. Abschließend wird noch in Wasser aufgelöstes Stärkemehl dazugegeben und über die gebratenen Fische gegeben.

Entsprechend der Syndromlehre der TCM können Veränderungen des Geschmacks unterschiedliche Ursachen haben, die einer spezifischen diätetische Unterstützung bedürfen.

- Loderndes Herz-Feuer-Syndrom (siehe Seite 89).

Diätempfehlungen: Die therapeutischen Bemühungen können durch den Verzehr von Aloe vera, Wassermelonen, Äpfeln, grünem Salat, Karotten und Lotussamen begünstigt werden.

I. Schlafstörungen

Nach der TCM-Vorstellung braucht der Mensch ausreichend Schlaf, um das Gleichgewicht von Yin und Yang aufrechterhalten zu können. Aber auch die Yin- und Yang-Störungen können negative Auswirkungen auf den Schlaf haben, und ähnlich wie in der westlichen Welt können die 7 Emotionen ebenfalls den Schlaf nachhaltig beeinträchtigen.

Entsprechend der TCM-Lehre können Schlafstörungen viele Ursachen haben, die durch die Begleitumstände besser identifiziert werden können, denn nur die Zuordnung zum entsprechenden Syndrom ermöglicht die Wahl der diätetisch unterstützenden Maßnahmen.

- Herz-Blut-Mangel: Bei dieser Störung kommt es zu Schlafstörungen mit vielen Träumen, Vergesslichkeit, Angstzuständen, Müdigkeit, Blässe, Erschöpfungszuständen und Ruhelosigkeit. Manchmal geben die Patienten auch Herzklopfen, das bis in die Nabelregion erlebt wird, an. Diese Störung kann aufgrund langer chronischer Krankheiten sowie auch psychischer Störungen auftreten.

Diätvorschläge: Mit der Diätetik sollen das Blut und Yin gestärkt, der Geist-Shen beruhigt und Milz/Pankreas (Quelle der Blutbildung!) sowie Magen gestärkt werden. Zu diesem Zweck werden folgende Nahrungsmittel empfohlen: Eigelb, Longanfrüchte, Reis, Huhn, Thymian, Lamm, getrockneter Ingwer, Walnüsse.

- „Loderndes Herzfeuer" (siehe Seite 89).
- Disharmonie zwischen Herz und Niere: Anhaltender Stress kann das Nieren-Yin schädigen, und das Herz-Yin wird nicht ausreichend versorgt. Die Patienten leiden unter Einschlafstörungen, wachen häufig in der Nacht auf und können zusätzlich über Herzklopfen, Ohrgeräusche, Hitzewallungen und Rückenschmerzen klagen.

Diätvorschläge: Durch die Ernährung sollen Herz und Nieren gestärkt, das Yin genährt und der Geist-Shen beruhigt werden. Zu diesem Zweck werden folgende Nahrungsmittel angeraten: Weizen, Eigelb, schwarzer Sesam, Bocksdornfrüchte, Weintrauben, Gerste, Walnüsse, Karotten, Kastanien, Äpfel, Champignons, Sellerie und Ente.

- Herz- und Gallenblasen-Qi-Mangel: Diese Störung ist durch eine Schwäche von Herz und Gallenblase zurückzuführen. Der Schlaf der Patienten ist vor allem durch das frühzeitige Erwachen in den frühen Morgenstunden beeinträchtigt, wobei die Patienten in der Regel nicht wieder einschlafen können. Die Qualität des Schlafes wird auch durch heftige Albträume gemindert.

Diätvorschläge: Durch das Essen sollen Herz und Gallenblase gestärkt werden und der Geist-Shen beruhigt werden. Der

Genuss von Schweineherz, Ginsenglikör, Reis, Huhn und Thymian kann hier hilfreich sein.

- Leber-Blut-Mangel (siehe Seite 90).
- Nieren-Yin-Mangel (siehe Seite 84).

m. Kau- und Schluckbeschwerden

Bei manchen Tumorformen – z. B. bei Tumoren im Mund-Rachen-Bereich oder bei Tumoren der Speiseröhre – können die Patienten durch Kau- und Schluckbeschwerden belastet werden. Diese Patienten sollten vor allem zähflüssige Substanzen zu sich nehmen. Diese Art der Ernährung kann nicht nur vor der Operation hilfreich sein, sondern kann auch in der Erholungsphase nach der Operation angewendet werden.

Folgende Rezepte werden für diese Patientengruppe empfohlen:
- Sojamilch mit Eier: Es wird ½ l Sojamilch erwärmt, 1 Ei geschlagen und dann in die Milch gegeben. Dieser Drink kann sowohl leicht gesüßt oder gesalzen serviert werden.
- Hühnerbrei: Als Vorbereitung werden 10 g schwarze Pilze in Wasser für eine Stunde eingeweicht. Dann werden die Pilze und 80 g Hühnerfleisch klein geschnitten. Diese Zutaten werden noch mit 100 g Reis vermengt und gemeinsam 1 Stunde gekocht und vor dem Servieren mit Gewürzen abgeschmeckt.
- Eierdicksuppe: 2 Eier werden in einer großen Schüssel geschlagen. Dann werden ¾ l Wasser, Gewürze und Öle dazugeben. Das Ganze wird in einem Topf so lange gedünstet, bis die Eier einen Gelee-Zustand erreicht haben.

n. Nachtschweiß

Tumorpatienten beschreiben immer wieder einen von ihnen meist als sehr unangenehm erlebten Nachtschweiß und andere Schweißattacken. Die TCM-Lehre unterscheidet auch für diese Störung unterschiedliche Syndrome, die ebenso einer unterschiedlichen Ernährung bedürfen.

- Herz-Yin-Mangel (siehe Seite 89).
- Lungen-Qi-Mangel: Dieses Syndrom entsteht durch eine Lungen-Qi-Leere oder Schwäche. Die Beschwerden aus diesem Syndrom sind durch Husten, Erkältungsanfälligkeit, Müdigkeit, Blässe, Erschöpfungszustände, spontan auftretenden Schweiß und leiser, schwacher Stimme gekennzeichnet. Die Lungen-Schwäche kann neben ererbten Ursachen auch durch chronische Erkrankungen ausgelöst werden. Die Exposition der Menschen in Rauch, Staub und intensivem Zigarettenrauchen können dieses Beschwerdebild verstärken, aber auch eine psychische Komponente darf nicht außer Acht gelassen werden.

Diätempfehlungen: Die Stärkung von Lunge und Lungen-Qi kann durch folgende Nahrungsmittel unterstützt werden: Hafer, Karotten, Thymian, Oliven, Reis, Huhn, Himbeere.

- Lungen-Yin-Mangel (siehe Seite 88).
- Nieren-Yin-Mangel (siehe Seite 84).

o. Sodbrennen

Die Nebenwirkungen der Behandlung von Tumoren kann im Sinne der TCM zu einer Milz/Pankreas- und Magenschwäche führen und in der Folge auch zu Sodbrennen und saurem Aufstoßen. Hilfreich kann bei diesen Störungen sein, dass jeweils nur kleinere Mengen gegessen werden, die über den Tag verteilt werden sollen. Günstig ist es auch, wenn Yang-Speisen bei diesen Störungen vermieden werden.

Empfohlene Rezepte:

- Weißdorntee: 15 g Weißdornfrüchte werden 15 min gekocht und dann mit Honig gesüßt. Der Tee soll nach dem Essen getrunken werden.

- Kürbisbrei: Aus 30 g Kürbis und 30 g Reis soll mit Wasser ein Brei gekocht werden, der ca. ¾ Std. köcheln soll. Der Brei kann je nach Geschmack auch leicht gesalzen werden.

Im Sinne der TCM kann eine Vielzahl von Ursachen für das Beschwerdebild verantwortlich sein. Die wichtigsten Syndrome sind:

- Nahrungsstau im Magen (siehe Seite 81).
- Magen-Qi-Mangel mit Kälte (siehe Seite 80).
- Loderndes Magen-Feuer: Dieses Syndrom ist durch fauligen Mundgeruch, Mundentzündungen, Sodbrennen, ständiges Leere- und Hungergefühl, Mundtrockenheit und bitteren Mundgeschmack geprägt. Dieses Syndrom wird durch ein Fülle- und Hitze-Syndrom verursacht.

Diätempfehlungen: Durch die Ernährung kann der Magen-Qi-Fluss günstig beeinflusst werden, vor allem durch den Verzehr von grünem Salat, Wassermelonen, Äpfeln und Karotten.

p. Starkes Hungergefühl

Viele Patienten sind oft während der Behandlung von Appetitlosigkeit gequält. Es gibt aber auch Patienten, die bei und nach ihrer Behandlung ein großes Hungergefühl haben. Diesen Patienten sollten leicht verdauliche, vitaminreiche Speisen gereicht werden.

Die nachfolgenden Rezepte haben sich für die Beherrschung von Hungerattacken bewährt:

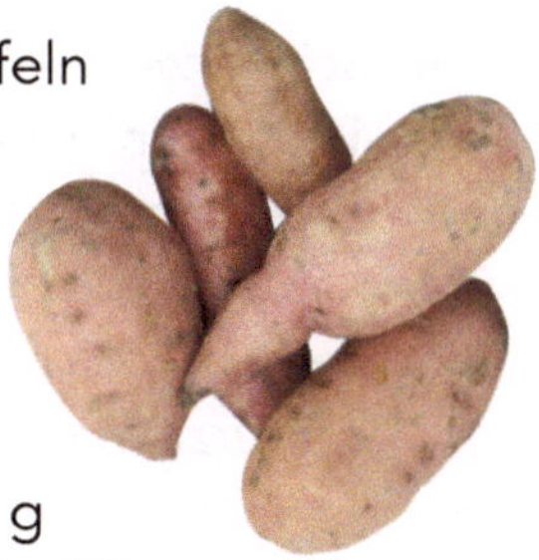

- Gebackene Süßkartoffeln: 100 g Süßkartoffeln werden gewaschen, geschält und in dünne Scheiben geschnitten, die anschließend im Ofen gebraten werden. Diese Scheiben eignen sich vor allem auch als Zwischenmahlzeiten.
- Kartoffeltaschen: 200 g Kartoffeln und 100 g Karotten werden in Wasser weich gekocht. 50 g Hühnerfleisch wird klein geschnitten, in Öl kurz angeröstet und dann mit den kleingeschnittenen, gekochten Kartoffeln und

Karotten gemischt. Diese Mischung dient als Füllung für die Kartoffeltaschen. Diese werden aus frischem Blätterteig hergestellt, indem der Teig in Quadrate geschnitten wird. Der Teig wird eingefüllt, die Taschen gut verschlossen und dann gelbfarbig gebacken.

- Klebreisbrei: Aus 50 g Adzukibohnen, die über Nacht eingeweicht wurden, 50 g Klebreis und 15 g roten Datteln mit Wasser ca. 1 Std. einen Brei kochen. Der Brei kann vor dem Servieren leicht gesüßt werden.

Im Sinne der TCM-Lehre werden auch Hungerattacken beschrieben, die im direkten Zusammenhang mit den Syndromen stehen und auch einer bestimmten Ernährung bedürfen:

- Loderndes Magen-Feuer (siehe Seite 89).

q. Stärkung der körpereigenen Abwehr

Sowohl durch die Grunderkrankung, durch Blutverluste nach Operationen, als auch durch Resorptionsstörungen von Nahrungsmitteln bei Chemo- und Strahlentherapie kann das Immunsystem sehr geschwächt werden.

Das Immunsystem kann durch eine TCM-Kräutertherapie unterstützt werden, eine Diät kann diesen Prozess weiter begünstigen.

Empfohlene Rezepte:

- Schwarzer Klebreisbrei mit Pilzen: 15 g schwarze Pilze werden 1 Std. in Wasser eingeweicht. Diese Pilze sowie 150 g Champignons werden klein geschnitten. 80 g schwarzer Klebreis wird mit diesen Pilzen innerhalb ¾ Std. zu einem Brei verkocht. Vor dem Servieren kann der Brei nach Geschmack gewürzt werden.

r. Übelkeit und Erbrechen

Das Auftreten von Übelkeit und Erbrechen wird von vielen Patienten als besonders unangenehme Nebenwirkung nach einer Chemotherapie erlebt.

Nach den klassischen Vorstellungen der TCM werden diesen Begriffen verschiedene Ursachen und Störungen zugeordnet, die einer unterschiedlichen Ernährung zur Linderung der Beschwerden bedürfen:

- Kälteinvasion im Magen: Unter diesem Syndrom wird das Eindringen des äußeren Faktors Kälte in den Magen verstanden. Durch diese Störungen kommt es zu Erbrechen von klarer Flüssigkeit. Diese Form wird von Spannungsgefühlen im Bauchraum, Kopfschmerzen und Kältegefühl begleitet.

Diätvorschläge: Konsum von warmen Speisen und Nahrungsmitteln (z. B. Suppen, Huhn, Buchweizen, Hafer, Fenchel, Porree, usw.). Kalte Speisen sind zu meiden.

Als Hausmittel wird eine Aufkochung von mehreren Scheiben Ingwer in ½ l Wasser mit 1 Teelöffel Braunzucker empfohlen.

- Nahrungsstau im Magen (siehe Seite 81).
- Symptom „Leber attackiert den Magen" (siehe Seite 93).
- Magen-Qi-Mangel mit Kälte (siehe Seite 80).

- Magen-Yin-Mangel: Diese Form kann durch lange Krankheitszustände sowie durch Überarbeitung ausgelöst werden. Die Patienten erbrechen geringe Flüssigkeitsmengen mit leisen Speigeräuschen. Weiters klagen sie über Trockenheit in Mund und Hals und über Appetitverlust.

Diätempfehlungen: Bei diesem Yin-Mangel soll das Yin genährt sowie Magen und Milz/Pankreas unterstützt werden, was durch den Genuss von Reis, schwarzem Sesam und Weizen erreicht werden kann. Es soll dabei auf scharfes und heißes Essen wie Kaffee, scharfe Gewürze, gegrillte und geröstete Nahrungsmittel möglichst verzichtet werden.

- Leber-Qi-Stauung: Die Symptome dieser Stauung sind komplex. Die Patienten können depressiv sein, Frustrationsgefühle haben und neigen zu Reizbarkeit mit Emotionsausbrüchen. Weiters werden Spannungsgefühle im Brustkorb mit Aufstoßen beschrieben sowie Schluckbeschwerden. Diese Störungen verschlechtern sich in der Regel durch zusätzlichen emotionalen Stress. Durch diese Störung kann es auch zu einer Attacke der Leber auf Magen und Milz/Pankreas kommen (zusätzliches Beschwerdebild siehe oben).

Diätempfehlungen: Mit der Diätetik soll der Leber-Qi-Fluss wieder angeregt werden, was durch Safran, Pfefferminztee, Jasmintee, Alkohol, Essig, Weizenbier, Dinkel, Grünkerne und Sellerie erreicht werden kann.

13. Kapitel

Gesund leben mit TCM

Wie bereits in Kap. 8 hingewiesen wurde, ist es ein Ziel der Tumorbehandlung in der TCM, vor allem die Blutzirkulation zu fördern, den Blutstau aufzulösen und den Qi-Fluss zu fördern.

Entsprechend den Grundvorstellungen in der TCM können neben Kräutertherapie, Akupunktur und Diätetik auch Tai Ji Quan und Qi Gong sowie eine entsprechende Lebensweise diese allgemeinen Ziele fördernd unterstützen.

Im Folgenden werden daher nun kurz die allgemeinen Grundsätze von Tai Ji Quan, Qi Gong, Akupressur und Tuina-Therapie erörtert und allgemeine Lebensstilempfehlungen, die im Einklang mit der TCM-Lehre stehen, beschrieben.

Tai Ji Quan

In der westlichen Welt hat sich für diese Bewegungsmeditation der Begriff „Schattenboxen" etabliert. Gleich dem Kampf mit einem unsichtbaren Gegner bewegt sich der Übende und vollzieht dabei – in der Regel – langsame, fließende Bewegungen.

Aber es geht beim Tai Ji Quan nicht um einen Kampf mit einem äußeren Feind – obwohl die chinesische Form der waffenlosen Kampfkünste und Tai Ji Quan ähnliche Wurzeln haben.

Nach den verfügbaren historischen Quellen entstanden die Vorläufer beider Formen gegen Ende der Ming-Dynastie (1368–1644) in Chenjiagou in der Provinz Henan. In diesen Regionen gehörten Kämpfe zum Alltag – was zu einer Förderung der Kampfkünste führte. Auf der Suche nach neuen Wegen der körperlichen Auseinandersetzung fanden auch die Prinzipien der chinesischen Philosophie Einzug in den damals neuen Stil der Kampfkunst.

Die philosophische Ansicht, „das Starke und Harte wird durch das Schwache und Weiche überwunden", fand Eingang in diese Kampftechniken. Diese Kampftechniken wurden mit dem Begriff der „Äußeren Schule" oder dem „Wu shu" belegt und erhielten in manchen Regionen besondere Ausprägung. Eine der berühmtesten Schulen war das Shaolin-Kloster, von der aus diese Technik auch im Westen unter dem Begriff „Kung Fu" berühmt wurde.

Die „Innere Schule", die sich vor allem in den Wudang-Bergen entwickelte, sublimierte und ritualisierte die Kampfbewegungen. Sie dient nicht mehr der Bekämpfung der äußeren Feinde, sondern der Bekämpfung innerer und ideeller Feinde – also von Krankheit und Schwäche – zur Erhaltung und Erlangung von Gesundheit.

Es haben sich in China verschiedene Tai Ji Quan-Schulen entwickelt, die sich auch unterschiedlichste Schwerpunkte setzten. Die am häufigsten in Europa gelehrte Form ist jene der Yang-Schule, die von Yang Luchan (1799–1872) begründet wurde. Aus ihr entwickelte sich in der VR China eine vereinfachte Form, der sogenannte „Peking-Stil", der mit 24 Übungen eine „simplified version" des Tai Ji Quan darstellt. Aber es gibt eine Vielzahl von Übungsabläufen, die neben langsamen Bewegungen auch rasche, dynamische Bewegungselemente beinhalten können.

So wie auch die anderen Elemente der chinesischen Medizin, beruhen die chinesischen Bewegungs- und Meditationsformen Tai Ji Quan und Qi Gong auf den Grundelementen der chinesischen Philosophie. Wie wir bereits in den Kapitel 3–6 über das Krankheitsverständnis der TCM erfahren haben, wird Krankheit als Disharmonie von Yin und Yang verstanden. Tai Ji Quan versucht im Sinne der Prävention, diese Balance im Körper zu erhalten und bei Disharmonien oder bei Krankheit die Harmonie wiederherzustellen. Durch die Übungen soll Kraft und Harmonie durch Vermittlung von Balance zwischen Yin und Yang über die Bewegung erzeugt werden.

Im Tai Ji Quan sind Haltungen und Bewegungen dem Yin oder Yang zugeordnet: Das Standbein ist Yin und das Spielbein Yang. Bewegungen nach oben und nach außen sind Yang. Bewegungen nach unten und nach innen sind Yin. Tai Ji Quan harmonisiert die Bewegungen und wirkt sich so positiv auf den gesamten Organismus aus.

Welche Vorteile bietet nun Tai Ji Quan?

Als meditative Bewegungsform erfordert es volle Konzentration, und während der Übung ruht der Geist und der Körper bewegt sich. Es führt zur Entspannung, denn die weichen, sanften Bewegungen entkrampfen. Es fördert die Koordination der Bewegungen. Es führt zu einer harmonischen Bewegung, die langsam alle Gelenke bewegt, ohne Krampf und Kampf. Es hilft auch, sich seines Körpers bewusst zu werden, Freude an seinem Körper zu haben und gleichmäßig ein- und auszuatmen.

Qi Gong

Im Gegensatz zum Tai Ji Quan steht nun beim Qi Gong der meditative Anteil der Übungen eher im Vordergrund.

Die ältesten Literaturstellen in der chinesischen Literatur lassen sich bis zu 2000 v. Chr. zurückverfolgen. In dieser Zeit wurden diese Übungen „Dao Yin" genannt. Man verstand darunter Bewegungsmuster, die helfen sollten, die Geschwindigkeit von Blut und Qi zu erhöhen.

Später wurde dann der Begriff „Lian Dan" verwendet, der mit „Pillen drehen, Medizin machen" übersetzt werden kann. Hier kann man den Versuch ablesen, sich Pillen zur Erlangung der Unsterblichkeit zu erzeugen.

Nachher wurde der Begriff „Shi Qi" = „Nahrung vom Himmel zur Erde nehmen" gebräuchlich.

Der Begriff „Qi Gong" ist erst seit moderner Zeit in Verwendung: Qi bedeutet, wie wir schon wissen, Lebensenergie, und „Gong" kann mit Bewegungstraining, Arbeiten, Üben, Lenken, Leiten oder Stufe übersetzt werden.

Geist und Körper stehen in ständiger Wechselwirkung. So kann die energetische Ordnung im Körper unter anderem auch durch starke Emotionen gestört werden. Daher legt der Qi Gong-Übende großen Wert darauf, seinen Geist zu kultivieren, um auch den Körper gesund zu halten.

Für die Erhaltung geregelter Körperfunktionen ist es wichtig, dem Organismus auch regelmäßig Qi zuzuführen. Dies gilt ganz besonders in der Zeit der Rekonvaleszenz, also der Erholung von

Krankheiten. Qi kann dem Körper durch Essen und Trinken zugeführt werden. Die Grundregeln dazu haben wir in den vorigen Kapiteln näher besprochen. Diese Ideen sind dem „westlichen Geist" ganz gut nachvollziehbar. Schwieriger wird es jedoch für uns „Westler", die Ideen von Qi Gong zu verstehen, dass man sich durch Qi Gong-Übungen auch Qi aus dem „Energiemeer der Umgebung" – der Natur, der Erde, der Sterne, der Sonne und des Mondes – zuführen und so dem angeborenen Qi hinzufügen kann. Für den TCM-Kundigen ist dies jedoch ganz klar, denn nach der Vorstellung der TCM ist der Mensch ein Teil des Universums und kann daher mit diesem direkt in Kontakt treten.

Die Qi Gong-Übungen werden im Stehen, Sitzen, Gehen und Liegen durchgeführt und gehen mit einer Verbesserung der Atemtechnik einher.

Bei den Übungen sollte man versuchen, alle störenden Einflüsse auszuschalten, sich auf seine Atembewegungen zu konzentrieren und dem Lauf des Qi im eigenen Körper zu folgen.

Viele Anfänger haben oft Schwierigkeiten, sich auf die Atmung und die Übungen zu konzentrieren, da so viel an Gedanken auf sie einströmt. Die Übungen sind jedoch so konzipiert, dass die genauen Bewegungsmuster dem Körper helfen sollen, ruhig zu werden und Qi im Körper regelrecht fließen zu lassen. Hilfreich ist es, sich auf seine Atmung zu konzentrieren, sich des Hebens und Senkens des Brustkorbes bewusst zu werden und sich den langsamen Ein- und Ausatembewegungen hinzugeben.

In späterer Zeit funktioniert dies dann ganz von alleine, und man kann dann auf den „richtigen" Atemrhythmus vergessen.

Man darf aber nicht glauben, dass diese positiven Effekte sofort wirksam werden – „Instant Qi Gong" gibt es nicht. Nach den Überlieferungen braucht man für das Qi Gong-Fundament 100 Tage und für die Meisterschaft 1000 Tage Übung.

Wenn man über Qi Gong spricht, dann hört man oft auch Fragen zur Übertragung von Qi vom Therapeuten auf den Patienten. Diese Form der Therapie wird in manchen chinesischen Kliniken angewandt, wird aber von vielen TCM-Ärzten eher abgelehnt, da damit womöglich auch Schaden für die Patienten verursacht werden kann. Es wird daher heute eher gefordert, dass die Patienten Qi Gong-Übungen selbst lernen sollen, um so ihren gestörten Qi-Haushalt wieder aktiv in Ordnung zu bringen.

Während der Kulturrevolution war Qi Gong in der Volksrepublik China verboten und verpönt. Das Wissen um diese Techniken konnte meist nur im Geheimen, im Verborgenen weitergegeben werden. Erst in den letzten 20 Jahren entstanden in den TCM-Hochschulen Abteilungen für Qi Gong, die sich sowohl der Qi Gong-Lehre als auch der Behandlung von Patienten widmen und sich auch mit Fragen der Forschung auseinandersetzen. So konnten bei Qi Gong-Meistern während des Übens deutliche Veränderungen der Gehirnstromwellen nachgewiesen werden, die weder einem Schlaf- noch einem typischen Wachmuster entsprechen.

Kann jeder Tai Ji Quan und Qi Gong lernen?

Tai Ji Quan und Qi Gong kann man generell nicht aus Büchern lernen. Bücher können jedoch helfen, sich an Bewegungsmuster zu erinnern, die man im Kurs mit dem Trainer erarbeitet hat.

Heute bieten Volkshochschulen, private Institute und Trainer in fast allen Städten Kurse an, wo unterschiedlichste Formen und Stile von Qi Gong und Tai Ji Quan gelehrt werden.

Wie erkenne ich, ob das Institut gut ist?

Renommierte Institute bieten eine gute Beratung an und geben häufig auch die Möglichkeit, am Beginn eines Semesters an Vorführungen teilzunehmen und eine Schnupperstunde zu besuchen.

Listen von Tai Ji Quan- und Qi Gong-Lehrern in Österreich, Deutschland und der Schweiz finden sich unter anderem bei folgenden Instituten und auf deren Webseiten:

- DAO – Zentrum für Körper, Geist und Lebenskunst
  www.dao-zentrum.at
- IQTÖ – Interessenvertretung der Qi Gong-LehrerInnen und Tai Ji Quan-LehrerInnen Österreichs
  www.iqtoe.at
- Tai Ji & Qi Gong Gesellschaft Österreich
  www.taiji-qigong.at

- Studio Zhang-Wushu-Taichi-Qigong
  www.naturverstand.at
- TCM-Kompetenz im Kneippbund Österreich
  www.meng.at
- Deutsche Qi Gong Gesellschaft
  www.qigong-gesellschaft.de
- Tai Jiquan & Qi Gong Netzwerk Deutschland
  www.taijiquan-qigong.de
- SGQT – Schweizerische Gesellschaft für Qi Gong und Tai Ji Quan
  www.sgqt.ch

Tai Ji Quan oder Qi Gong?

Diese Frage kann nicht allgemein beantwortet werden. Sie hängt von den persönlichen Vorlieben ab. Wer sich gerne bewegt und z. B. gerne tanzt, der wird in der Regel viel Freude an Tai Ji Quan haben.

Die Bewegungen sind fließend, es herrscht kein Leistungsdruck, eine perfekte Vorstellung zu geben, und in entspannter Atmosphäre können die unterschiedlichsten Bewegungsmuster erlernt werden.

Sollte es Schmerzen geben oder die Bewegung aufgrund der Krankheit schwer fallen, so ist vielleicht eher dem Qi Gong der Vorzug zu geben, da die Qi Gong-Übungen auch im Sitzen, Liegen und Stehen durchgeführt werden können.

Sehr unruhige Menschen mit Konzentrationsschwierigkeiten finden vielleicht leichter einen Zugang zu Tai Ji Quan, da die Bewegung hilft, langsam zur Ruhe zu kommen.

Diese Übungen sind empfehlenswert, da sich nicht nur der allgemeine körperliche Zustand verbessert, sondern auch durch die Konzentration auf die Atembewegungen die Lungenfunktion profitieren kann. Es gibt sogar Studien, die eine positive Auswirkung auf die Immunabwehr nachweisen.

VORSICHT: Sollten schwere Atemstörungen vorliegen, so sollte dies vor Beginn des Trainings mit dem behandelnden Arzt abgeklärt werden, und es sollten keine Übungen gemacht werden, die lange Atempausen im Rahmen der Übung enthalten.

Tuina-Therapie (Chinesische Massage)

Die Traditionelle Chinesische Massage oder Tuina-Therapie (Tui = schieben, Na = greifen) ist die asiatische Massageform. Sie beeinflusst die Meridiane, die nach chinesischer Vorstellung Steuerungsfunktion besitzen.

Die Theorie, Indikation und Arbeitshypothese der Tuina und Akupunktur sind in der TCM identisch. Alle funktionellen, reversiblen Erkrankungen und Störungen können mit Tuina oder Akupunktur behandelt werden. Therapeuten, die Tuina anwenden, müssen natürlich die Anatomie, Physiologie, Pathophysiologie und Theorie der TCM (Meridianlehre, Organlehre, Modalitäten, Grundgriffe, Reizdosierung, Behandlungsplanung etc.) beherrschen.

Angezeigt ist die Tuina bei funktionellen Störungen des Bewegungsapparates, der inneren Organe und des Nervensystems. Insbesondere hat sie sich auch als Schmerztherapie bewährt. Tuina ist für Ärzte und alle Therapeuten als eine komplementäre Therapie konzipiert und kann auch bei Krebserkrankungen nach Rücksprache mit dem Arzt eingesetzt werden. (Aber besondere Vorsicht bei Knochenabsiedelungen!)

Akupressur

Akupressur ist in China die Bezeichnung für eine Laienmassage zur Selbstbehandlung. Diese Therapieform wird bei all jenen Fällen, die für Akupunktur und Moxibustion geeignet sind, mit Erfolg eingesetzt. Ihre Anwendung empfiehlt sich im besonderen Maße bei sensiblen und nadelempfindlichen Patienten sowie bei älteren Menschen und Kindern.

Die Vorbeugung nach dem Rhythmus der Vier Jahreszeiten ist eine Besonderheit der chinesischen Gesundheitspflege und

Vorsorge. Die TCM meint, dass Herbst und Winter dem Yin zugeordnet sind, Frühling und Sommer dagegen dem Yang. Im Herbst beginnt das Yin, langsam stärker zu werden, daher ist der Herbst im Vergleich zum Winter Yang im Yin! So sollte man im Herbst und Winter das Yin schützen und aufbauen.

14. Kapitel

Leben im Einklang mit der Natur

In der alten chinesischen Kultur wurde großer Wert auf den Austausch zwischen Mensch und Natur gelegt. Es galt die Vorstellung, ein langes Leben könne nur dann erzielt werden, wenn der Mensch im Einklang mit der Natur lebt. Gerade im städtischen Bereich haben wir es oft verlernt, den Wechsel der Jahreszeiten aktiv und bewusst zu erleben.

Man sollte daher versuchen, so viel Zeit wie möglich im Freien zu verbringen, den Frühling, den Sommer, den Herbst und den Winter aktiv zu erleben – den Duft der Blumen im Frühling zu riechen, die Hitze der Sonne zu fühlen, das Rascheln der Herbstblätter zu hören und die Kälte des Schnees zu fühlen. Es sind nicht immer lange Spaziergänge nötig, um sich der Natur verbunden zu fühlen. Es kann auch ein kurzer „Ausflug" in den Park des Krankenhauses sein oder ein Ruhen am Balkon, wenn die körperliche Belastungsfähigkeit gerade nicht groß ist. Warm eingepackt in Decken kann man auch im Winter für einige Minuten draußen verbringen und so ein wenig von der Welt und dem Lauf der Natur erleben und für sich mitnehmen.

Besonders für die Aufrechterhaltung der Balance von Yin und Yang wird eine regelmäßige Abwechslung von Schlaf und Aktivität empfohlen. Zu wenig Schlaf, aber auch übermäßige Untätigkeit können die durch die Krankheit meist ohnehin schon stark beeinträchtigte Balance noch weiter aus dem Gleichgewicht bringen.

Ein weiteres wichtiges Element eines ausgewogenen Lebens ist das regelmäßige Essen. Man soll weder Hungern, noch soll es zu einem Übermaß von Nahrungszufuhr kommen, da dadurch die Stagnation von Nahrung begünstigt werden kann.

Wie bereits bei der Krankheitslehre erläutert wurde, wird den Emotionen ein wichtiger Stellenwert eingeräumt. Es ist daher ein „glücklicher Zustand des Geistes" anzustreben, denn übermäßige Angst, Wut, Freude und Depression können die Lebensfunktionen weiter schädigen. Geistige Entspannungen wie

Musikhören, Malen und Lesen können mithelfen, diesen Zustand zu erreichen.

Weiters wird eine gemäßigte körperliche Bewegung als hilfreich angesehen. Körperliche Entspannung und Bewegung wie Tanzen, Gymnastik und Schwimmen können dabei förderlich sein. Entsprechend dem aktuellen Krankheitsstadium und der Belastung des Körpers durch eine Therapie kann eine individuelle Trainingsbelastung helfen, den Körper wieder aufzubauen. Hier hat in den letzten Jahren auch ein Umdenkprozess in der westlichen Trainingslehre und Rehabilitation eingesetzt, und Physiotherapeuten und Sportmediziner können helfen, die für die aktuelle, körperliche Situation günstigste Trainingsmethode festzulegen.

Vorsicht ist geboten bei Wunderheilern und Wundermitteln, die meist gegen hohen Preis die sofortige und gänzliche Heilung versprechen. Besondere Vorsicht ist angeraten, wenn diese „Heiler" verlangen, alle Methoden der westlichen Medizin sofort abzusetzen, oder wenn geraten wird, die Chemotherapie oder die Bestrahlung sofort abzubrechen. Verantwortliche Ärzte, die neben ihrer Ausbildung als westliche Ärzte auch eine Ausbildung in der TCM haben, können mit den Methoden der TCM mithelfen, ihren Genesungsprozess zu unterstützen und ihre Lebensqualität zu fördern.

„Wunder" gibt es in der Medizin immer wieder, aber auch in der TCM sind sie selten. Wer eine zusätzliche Methode zur Behandlung anwenden möchte, sollte dies unbedingt vorher mit seinem behandelnden Arzt besprechen.

15. Kapitel

Beispiele einer Meridian-Gymnastik für krebskranke Patienten

(in Anlehnung an Tai Ji Quan- und Qi Gong-Übungen)

„Tumorbehandlung durch Harmonisierung des Qi“

Stellen sie sich schulterbreit (oder noch etwas weiter) auf, berühren Sie mit der Zunge den oberen Gaumen, gehen Sie leicht in die Knie, stellen Sie Ihren Kopf gerade und schauen Sie nach vorne, machen Sie eine sich selber umarmende Bewegung, berühren Sie aber nicht Ihre Brust (Abstand etwa 10–20 cm), Brust und Hände sind auf gleicher Höhe. Am besten wäre es, wenn Ihre Hände genau in die Richtung Ihres Tumors (oder an die Stelle des operierten Tumors) zeigen. Schließen Sie bei dieser Übung leicht Ihre Augen, und bleiben Sie ganz locker, versuchen Sie an nichts zu denken, als sich vorzustellen, wie Sie mit Ihren Händen das harmonische Qi herbeirufen können, um Ihren Tumor „entfernen" zu können.

Dieser erste Teil dauert etwa 5–10 min.
Beim 2. Teil atmen Sie tief durch Ihren Bauch ein – beim Ausatmen sagen sie tief (aus dem Bauch heraus, kräftig klingend) „ha", und stellen Sie sich vor, wie Energie in Ihre Brust eindringt.

Wiederholen Sie den 2. Teil ebenfalls 5–10 min.

Wirkung:
Reguliert den Energieblutkreislauf, entfernt die unharmonische Energie, stellt die harmonische Energie wieder her.

Halsgymnastik

Standardposition: Setzen Sie sich mit geradem Rücken auf einen Stuhl, und stellen Sie sich etwas breiter auf, geben Sie Ihre Hände auf Ihre Oberschenkel, schauen Sie nach vorne und fangen Sie an, sanfte, ruhige Musik zu hören.

Beugen Sie langsam Ihren Kopf nach vorne, versuchen Sie, Ihr Kinn so weit wie möglich zu Ihrer Brust zu ziehen, gehen Sie langsam in Ihre Standardposition zurück.

Beugen Sie Ihren Kopf langsam nach vorne, rollen Sie Ihre Augen nach hinten, nach oben, gehen Sie langsam in Ihre Standardposition zurück.

Drehen Sie Ihren Kopf langsam nach links, rollen Sie Ihre Augen nach links, gehen Sie langsam Ihre Standardposition zurück.

Drehen Sie Ihren Kopf langsam nach rechts, rollen Sie Ihre Augen langsam nach rechts, gehen Sie langsam in Ihre Standardposition wieder zurück!

Wiederholen Sie das Ganze ungefähr 20-mal.

Wirkung:
Verbessert die Erholung nach Operationen – stellt den Blutkreislauf und die Lymphfunktionen wieder her.

Schultergymnastik

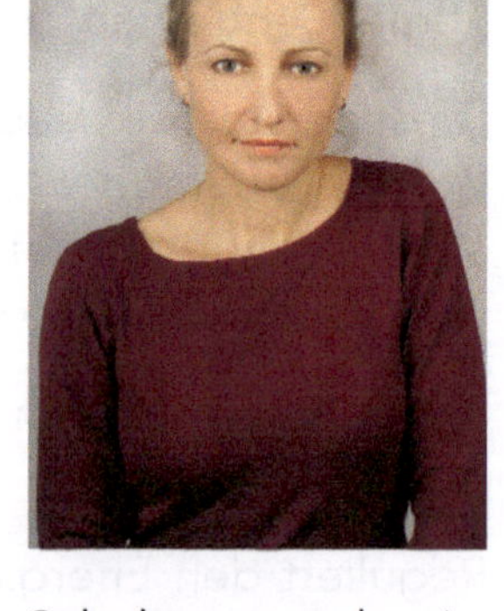

Standardposition: Wie oben beschrieben.

Heben Sie Ihre rechte Schulter so nah wie möglich ans Ohr, achten Sie darauf, dass Ihr Kopf gerade bleibt, gehen Sie in Ihre Standardposition zurück.

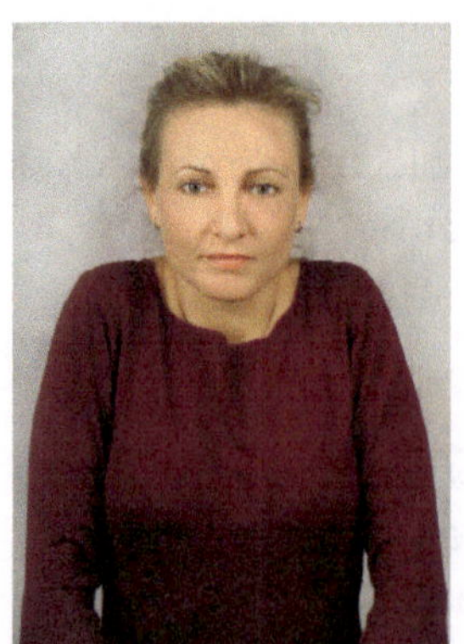

Heben Sie Ihre linke Schulter so nah wie möglich ans Ohr, achten Sie darauf, dass Ihr Kopf gerade bleibt, gehen Sie in Ihre Standardposition zurück.

Heben Sie beide Schultern so nah wie möglich ans Ohr, achten Sie darauf, dass Ihr Kopf gerade bleibt, gehen Sie in Ihre Standardposition zurück.

Wiederholen Sie das Ganze etwa 20-mal.

Wirkung:
Vermeidet bzw. verbessert die Steifheit der Schulter und der Halswirbelmuskulatur von den Patienten nach einer Operation.

Lendengymnastik

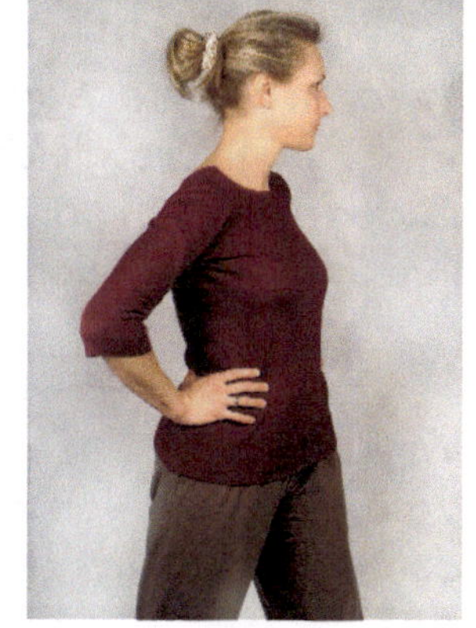

Standardposition: Wie oben beschrieben.

Stemmen Sie Ihre Hände in Ihre Lenden, drehen Sie Ihren ganzen Oberkörper 90° nach links, gehen Sie in Ihre Standardposition zurück.

Drehen Sie Ihren ganzen Oberkörper 90° nach rechts, gehen Sie in Ihre Standardposition zurück.

Wiederholen Sie das Ganze etwa 20-mal.

Wirkung:
Ausbreitung der Energie des Brustbereiches – Beeinflussung von Heilung im Brustraum.

Handgelenks- und Armgymnastik

Standardposition: Wie oben beschrieben. Legen Sie Ihre Hände vor der Brust zusammen, und überkreuzen Sie Ihre Finger zu einer offenen Faust.

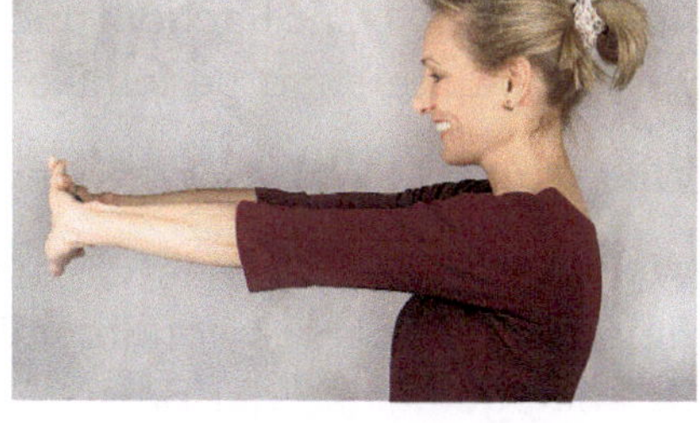

Strecken Sie Ihre Arme kräftig nach vorne und lösen Sie gleichzeitig die Überkreuzung der Finger, Ihre Hände bilden eine gerade Linie. Gehen Sie in Ihre Standardposition zurück.

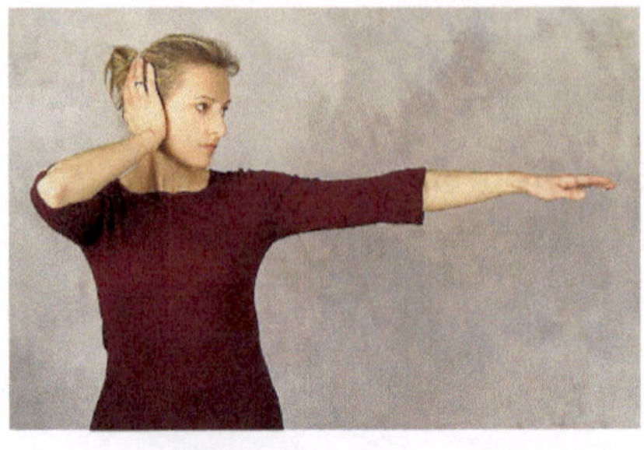

Strecken Sie Ihre linke Hand nach links (sie bildet eine gerade Linie), legen Sie gleichzeitig Ihre rechte Hand ans rechte Ohr, Ihre Augen schauen in die Richtung Ihrer linken Hand, gehen Sie in Ihre Standardposition zurück.
Strecken Sie Ihre rechte Hand nach rechts (sie bildet eine gerade Linie), legen Sie gleichzeitig Ihre linke Hand ans linke Ohr, Ihre Augen schauen in die Richtung Ihrer rechten Hand, gehen Sie in Ihre Standardposition zurück.

Wiederholen Sie das Ganze ungefähr 20-mal.

Wirkung:
Vermeidet und verbessert die Oberkörperfunktionsblockaden der Patienten nach einer Operation.

Ausstreckgymnastik

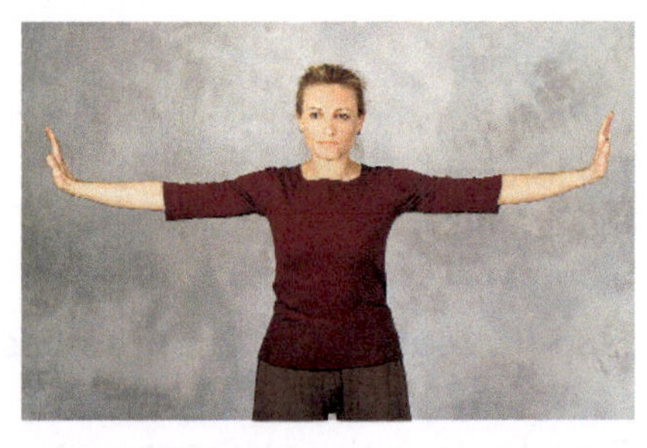

Standardposition: Wie oben beschrieben.

Strecken Sie langsam Ihre beiden Hände, sodass sie sich über Ihrem Kopf befinden, die inneren Handflächen zeigen nach oben, dann lassen Sie Ihre Hände auf die Seiten hinunter (die Fingerspitzen zeigen nach oben), bis sie einen rechten Winkel bilden, danach zeigen Sie Ihre inneren Handflächen nach unten, lassen Sie Ihre Hände weiter hinunter, und gehen Sie in Ihre Standardposition zurück.

Wiederholen Sie das Ganze etwa 20-mal.

Wirkung:
Befreit die Patienten von Ihrer Traurigkeit, lindert Ihr Druck- und Schmerzgefühl auf der Brust.

Brust- und Hüftengymnastik

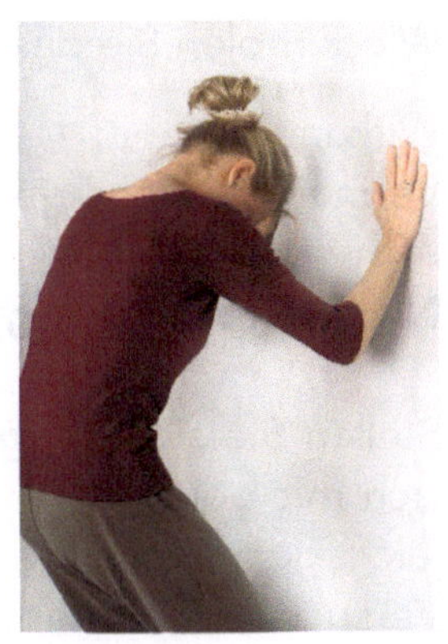

Stellen Sie sich mit geradem Rücken auf den Boden, geben Sie Ihre Beine zusammen, halten Sie sich mit beiden Händen an einer Wand an, die Ellbogen sind leicht gebeugt.

Geben Sie Ihr Kinn zur Brust, machen Sie einen leichten Katzenbuckel, beugen Sie leicht Ihre Knie, und atmen Sie gleichzeitig langsam aus. Machen Sie mittels Gesäß, Hüfte und Brust eine Welle nach oben, Sie stehen nun auf den Zehenspitzen und atmen dabei gleichzeitig ein. Anschließend machen Sie wieder eine Welle nach unten.

Wiederholen Sie das Ganze etwa 20-mal.

Wirkung:
Verbessert den Blutkreislauf, soll die Ausbreitung von Krebszellen verhindern.

Seitliche Körpergymnastik

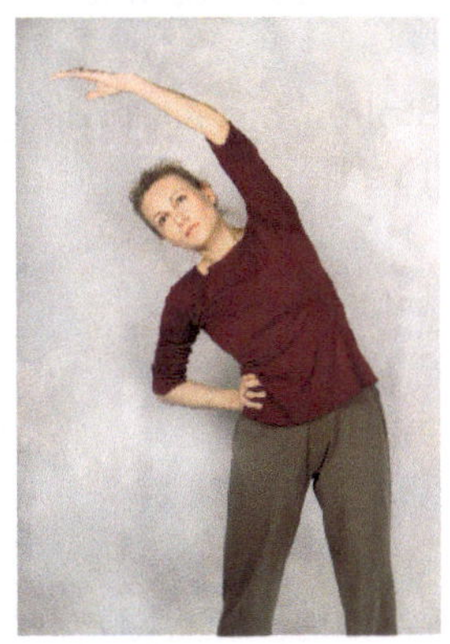

Stellen Sie sich mit geradem Rücken auf dem Boden, spreizen Sie leicht Ihre Beine (Ihre Knie sind gerade).
Geben Sie Ihre linke Hand an Ihre linke Hüfte, strecken Sie Ihren rechten Arm nach oben (so nah wie möglich ans Ohr), beugen Sie Ihren Oberkörper 4-mal nach links.
Geben Sie Ihre rechte Hand an Ihre rechte Hüfte, strecken Sie Ihren linken Arm nach oben (so nah wie möglich ans Ohr), beugen Sie Ihren Oberkörper 4-mal nach rechts.

Wiederholen Sie das Ganze ungefähr 20 mal

Wirkung:
Vermeidet „Wiederentstehen" und „Wachstum" des Tumors.

Nach-oben-Klettergymnastik

Stellen Sie sich mit geradem Rücken auf den Boden, halten Sie sich mit beiden Händen an einer Wand an, die Ellbogen sind leicht gebeugt.

Versuchen Sie nun, die Wand hinaufzuklettern, indem Sie abwechselnd eine Hand nach oben geben. Sobald Sie auf dem Höhepunkt angelangt sind (mit Zehenspitzen), lassen Sie Ihre Hände nach unten gleiten, bis sie wieder mit Ihrer Brust auf gleicher Höhe sind.

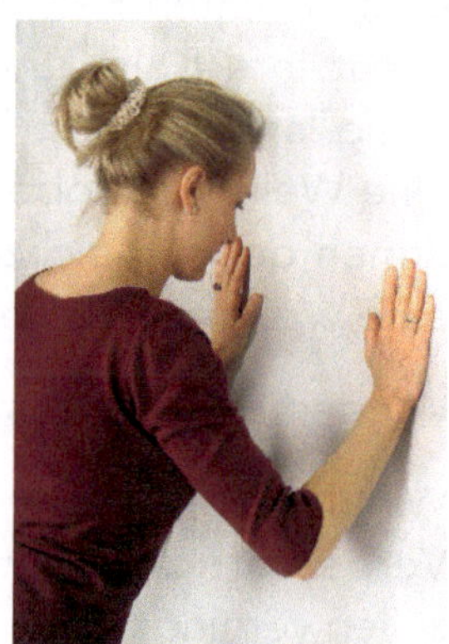

Wiederholen Sie das Ganze etwa 20-mal.

Wirkung:
Wie die vorige Übung.

Abschlussübung

Stellen Sie sich mit geradem Rücken auf den Boden, geben Sie Ihre Beine zusammen, schauen Sie nach vorne.

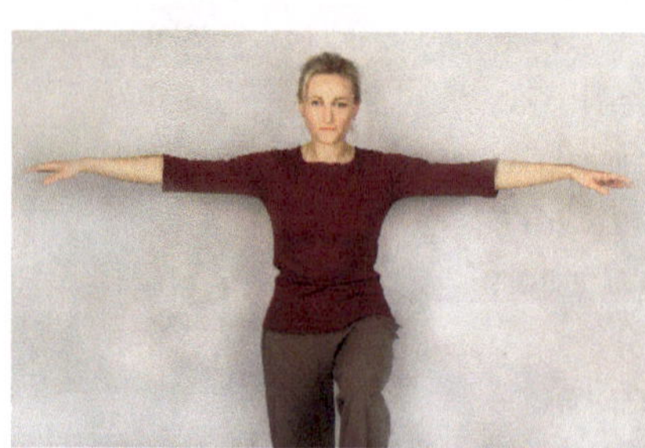

Geben Sie Ihre beiden Arme seitlich nach oben, bis sie die gleiche Höhe Ihrer Schulter haben, strecken Sie gleichzeitig Ihr linkes Bein 45° nach vorne, dann geben Sie Ihr linkes Bein zurück, überkreuzen Sie gleichzeitig Ihre Arme nach vorne.

Geben Sie Ihre beiden Arme wieder seitlich nach oben, bis sie die gleiche Höhe Ihrer Schulter haben, strecken Sie gleichzeitig

Ihr rechtes Bein 45° nach vorne, dann geben Sie Ihr rechtes Bein zurück, überkreuzen Sie gleichzeitig Ihre Arme nach vorne.

Geben Sie Ihre beiden Arme seitlich nach oben, bis sie die gleiche Höhe Ihrer Schulter haben, strecken Sie gleichzeitig Ihr linkes Bein 45° seitlich nach links, dann geben Sie Ihr linkes Bein zurück, überkreuzen Sie gleichzeitig Ihre Arme nach vorne.

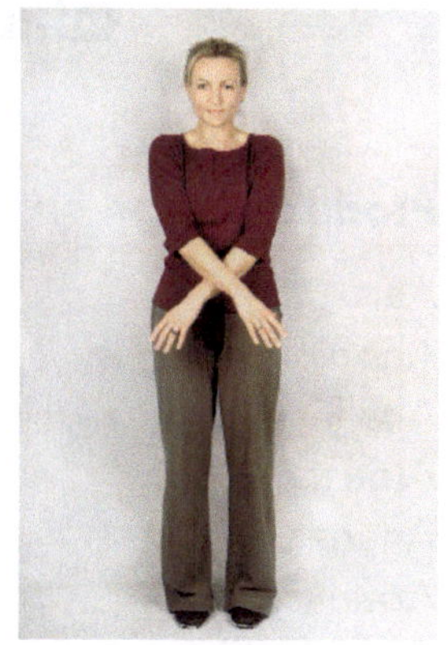

Geben Sie Ihre beiden Arme seitlich nach oben, bis sie die gleiche Höhe Ihrer Schulter haben, strecken Sie gleichzeitig Ihr rechtes Bein 45° seitlich nach rechts, dann geben Sie Ihr rechtes Bein zurück, überkreuzen Sie gleichzeitig Ihre Arme nach vorne.

16. KAPITEL

Nahrungsmittel entsprechend dem Qi- und Yin/Yang-Einfluss

Produkt	Qi	Yin/Yang
Aal		Yang
Ahornsirup		Yin
Alfalfasprossen		Yang
Alge		Yin
Ananas	Qi	Yin
Apfel (sauer)		Yin
Apfel (süß)	Qi	Yin
Aprikose		Yang
Artischocke		Yin
Aubergine	Qi	Yin
Austern	Qi	Yin
Austernpilze		Yin
Avocado		Yin
Banane	Qi	Yin
Barsch		Yang
Basilikum	Qi	Yang
Batavisalat		Yin
Beifuß		Yang
Birne	Qi	Yin
Blumenkohl		Yin
Brandy		Yang
Brauner Zucker	Qi	Yang
Brokkoli		Yin
Brombeere		Yin
Buchweizen	Qi	Yang
Buschbohnen		neutral
Butter	Qi	Yang

Produkt	Qi	Yin/Yang
Champagner		Yang
Champignons		Yin
Chicorée		Yin
Chili		Yang
Cognac		Yang
Couscous	Qi	neutral
Curry		Yang
Dattel		neutral
Dinkel	Qi	Yin
Distelöl		Yin
Ei	Qi	neutral
Eisbergsalat		Yin
Endivien		Yin
Ente	Qi	Yin
Enziantee		Yin
Erbse	Qi	neutral
Erdbeere		Yang
Erdnuss	Qi	neutral
Essig		Yang
Essiggurke		Yin
Estragon		Yin
Fasan		Yang
Feige	Qi	neutral
Feldsalat		neutral
Fenchel	Qi	Yang
Fencheltee		Yang
Fernet Branca		Yang
Forelle		Yang
Frischkäse		Yin
Gans	Qi	neutral
Gemüsesaft		Yin
Gerste	Qi	Yin

Produkt	**Qi**	**Yin/Yang**
Grapefruit		Yin
Grüner Tee		Yin
Grünkern	Qi	Yang
Gurke	Qi	Yin
Hafer		Yin
Hagebuttentee		Yin
Hammel	Qi	Yang
Hase		Yin
Haselnuss		neutral
Hefe		Yin
Heidelbeere		Yin
Hibiskustee		Yin
Himbeere	Qi	neutral
Hirsch		Yang
Hirse	Qi	neutral
Holunder		Yin
Honig		neutral
Honigmelone		Yin
Honigwein		Yang
Huhn	Qi	Yang
Ingwer		Yang
Joghurt		Yin
Johannisbeere		Yin
Kaffee		Yang
Kakao		Yang
Kalb		neutral
Kapern (eingelegt)		Yin
Kardamom		Yang
Karotte		neutral
Karpfen		neutral
Kartoffel	Qi	neutral
Käse	Qi	neutral

Produkt	**Qi**	**Yin/Yang**
Kastanie	Qi	Yang
Kaviar		Yin
Kefir		Yin
Kirsche	Qi	Yang
Kiwi		Yin
Knoblauch		Yang
Kohl	Qi	Yin
Kohlrabi	Qi	Yang
Kokos	Qi	neutral
Kokosmilch	Qi	Yang
Kombu		Yin
Kopfsalat		Yin
Koriander		Yang
Kresse		neutral
Kümmel		Yang
Kürbis	Qi	neutral
Lachs		Yang
Lamm	Qi	Yang
Languste		Yang
Lauch	Qi	Yang
Likör		Yang
Linsen		neutral
Löwenzahnsalat		Yang
Mungobohnensprossen	Qi	Yin
Nelke		Yin
Nierenbohnen	Qi	neutral
Quark		Yin
Quitte		Yin
Radicchio		Yin
Radieschen		Yin
Reh		neutral
Reis		Yin

Produkt	Qi	Yin/Yang
Reiswein		Yang
Rettich		neutral
Rhabarber		Yin
Rind		Yang
Roggen		Yin
Rosenkohl		neutral
Rosenpaprika		Yang
Rosmarin		Yang
Rotbarsch		Yin
Rote Bete	Qi	Yin
Rotwein		Yang
Safran	Qi	neutral
Sahne		neutral
Salbei		Yin
Salz		Yin
Sardellen		Yin
Sardinen		Yin
Saubohnen		neutral
Sauerampfer		Yin
Sauerkirsche		Yin
Sauerkraut		Yin
Sauermilch		Yin
Sauerteig		Yin
Saure Sahne		Yin
Schaf		Yang
Schafskäse		Yang
Schalotte		Yang
Schimmelkäse		Yang
Schnittlauch		Yang
Scholle		Yang
Schrimps		Yang
Schwarzer Sesam	Qi	Yang
Schwedenkraut		Yang
Sellerie	Qi	Yin

Produkt	Qi	Yin/Yang
Senf		Yang
Sesam		Yin
Sesamöl		Yin
Sojabohne		Yin
Sojamilch		Yin
Sojaöl		Yang
Sojasauce		Yin
Sonnenblumenkerne		Yin
Sonnenblumenöl		Yin
Spargel	Qi	Yin
Spinat	Qi	Yin
Sprossen		Yin
Stachelbeere		Yin
Süßholztee		neutral
Süßkirsche		Yang
Süßreis		Yang
Tabasco		Yang
Thunfisch	Qi	Yang
Thymian		Yang
Tintenfisch	Qi	Yin
Tofu	Qi	Yin
Tomate	Qi	Yin
Trauben	Qi	neutral
Traubensaft		neutral
Truthahn		neutral
Vanille		Yang
Wacholder		Yang
Wachtel		Yang
Walderdbeeren		Yang
Waldnuss	Qi	Yang
Wassermelone	Qi	Yin
Weißwein		Yin
Weizen		Yin

Produkt	Qi	Yin/Yang
Weizenbier		Yin
Weizenkeimöl		Yin
Wermut		Yin
Whisky		Yang
Wildschwein		Yang
Wirsing	Qi	Yin
Yogitee		Yang
Ziege		Yang
Ziegenkäse		Yang
Zimt		Yang
Zitrone		Yin
Zitronenkraut/-melisse		Yin
Zucchini		Yang
Zwiebel		Yang

17. Kapitel

Biokalender

Wann sind Gemüse, Salat und Obst frisch erhältlich?

htp://www.global2000.at/biokalender

Bio-Saisonkalender Gemüse

Gemüse	Jän.	Feb.	März	Apr.	Mai	Juni	Juli	Aug.	Sept.	Okt.	Nov.	Dez.
Broccoli	-	-	-	-	-	frisch	frisch	frisch	frisch	frisch	-	-
Erbsen	-	-	-	-	-	frisch	frisch	frisch	-	-	-	-
Erdäpfel	Lager	Lager	Lager	Lager	Lager	frisch	frisch	frisch	frisch	frisch	Lager	Lager
Fisolen	-	-	-	-	-	frisch	frisch	frisch	frisch	-	-	-
Gelbe Möhren	Lager	Lager	Lager	Lager	Lager	frisch	frisch	frisch	frisch	Lager	Lager	Lager
Gurken	-	-	-	-	-	frisch	frisch	frisch	frisch	-	-	-
Karfiol	-	-	-	-	-	frisch	frisch	frisch	frisch	frisch	-	-
Karotten	Lager	Lager	Lager	Lager	Lager	frisch	frisch	frisch	frisch	Lager	Lager	Lager
Knoblauch	Lager	Lager	Lager	Lager	Lager	Lager	frisch	frisch	Lager	Lager	Lager	Lager
Knollensellerie	Lager	Lager	Lager	Lager	Lager	-	frisch	frisch	frisch	frisch	Lager	Lager
Kohl	-	-	-	-	frisch	frisch	frisch	frisch	frisch	frisch	frisch	frisch
Kohlrabi	-	-	-	frisch	frisch	frisch	frisch	frisch	frisch	frisch	-	-
Kohlsprossen	frisch	frisch	-	-	-	-	-	-	-	-	frisch	frisch
Kürbis												
Hokkaido	Lager	Lager	Lager	-	-	-	-	frisch	frisch	frisch	Lager	Lager
Patisson	-	-	-	-	-	-	-	frisch	frisch	frisch	-	-
Spaghetti	-	-	-	-	-	-	-	frisch	frisch	frisch	-	-
Mangold	-	-	-	-	frisch	frisch	frisch	frisch	frisch	frisch	frisch	-
Melanzani	-	-	-	-	-	-	frisch	frisch	frisch	frisch	-	-
Paprika	-	-	-	-	-	frisch	frisch	frisch	frisch	frisch	-	-
Paradeiser	-	-	-	-	-	frisch	frisch	frisch	frisch	frisch	-	-
Pastinaken	Lager	Lager	Lager	Lager	-	-	-	-	frisch	frisch	Lager	Lager
Petersilwurzel	Lager	Lager	Lager	Lager	Lager	-	-	-	frisch	frisch	Lager	Lager
Pfefferoni	-	-	-	-	-	frisch	frisch	frisch	frisch	frisch	-	-
Porree	frisch	Lager	Lager	Lager	Lager	-	frisch	frisch	frisch	frisch	frisch	frisch
Radicchio	-	-	-	-	-	-	-	-	frisch	frisch	-	-
Radieschen	-	-	-	frisch	frisch	frisch	frisch	frisch	frisch	frisch	frisch	-
Rettich	-	-	-	-	-	-	-	frisch	frisch	frisch	-	-
Rote Rüben	Lager	Lager	Lager	Lager	Lager	frisch	frisch	frisch	frisch	frisch	Lager	Lager
Rotkraut	Lager	Lager	-	-	-	-	-	-	frisch	frisch	frisch	Lager
Schwarzwurzel	Lager	Lager	-	-	-	-	-	-	-	frisch	frisch	Lager
Spargel	-	-	-	-	frisch	frisch	-	-	-	-	-	-
Topinambur	Lager	-	-	-	-	-	-	-	-	frisch	Lager	Lager
Weißkraut	Lager	Lager	-	-	-	frisch	frisch	frisch	frisch	frisch	frisch	frisch
Zucchini	-	-	-	-	-	frisch	frisch	frisch	frisch	frisch	frisch	-
Zuckerhut	Lager	Lager	-	-	-	-	-	-	frisch	frisch	Lager	Lager
Zwiebel	Lager	Lager	Lager	frisch	frisch	frisch	frisch	frisch	frisch	Lager	Lager	Lager

Bio-Saisonkalender Salat

Salat	Jän.	Feb.	März	Apr.	Mai	Juni	Juli	Aug.	Sept.	Okt.	Nov.	Dez.
Butterhäupel	-	-	-	frisch	frisch	frisch	frisch	frisch	frisch	frisch	frisch	-
Chinakohl	Lager	Lager	Lager	-	-	-	-	-	-	frisch	frisch	Lager
Eichblatt	-	-	-	-	frisch	frisch	frisch	frisch	frisch	frisch	frisch	-
Eissalat	-	-	-	-	frisch	frisch	frisch	frisch	frisch	frisch	frisch	-
Endivie	-	-	-	-	-	-	-	-	frisch	frisch	Lager	Lager
Frisee	-	-	-	-	frisch	frisch	frisch	frisch	frisch	frisch	frisch	-
Lollo Rosso	-	-	-	-	frisch	frisch	frisch	frisch	frisch	frisch	-	-
Vogerlsalat	frisch	frisch	frisch	frisch	-	-	-	-	-	-	-	frisch

Bio-Saisonkalender Obst

Obst	Jän.	Feb.	März	Apr.	Mai	Juni	Juli	Aug.	Sept.	Okt.	Nov.	Dez.
Brombeeren	-	-	-	-	-	-	frisch	frisch	frisch	frisch	-	-
Erdbeeren	-	-	-	-	frisch	frisch	frisch	frisch	-	-	-	-
Frühäpfel	-	-	-	-	-	-	frisch	frisch	-	-	-	-
Frühbirnen	-	-	-	-	-	-	frisch	frisch	-	-	-	-
Holler	-	-	-	-	-	-	-	-	frisch	frisch	frisch	-
Kirschen	-	-	-	-	-	frisch	frisch	-	-	-	-	-
Marillen	-	-	-	-	-	-	frisch	frisch	-	-	-	-
Melonen	-	-	-	-	-	-	-	frisch	frisch	-	-	-
Nektarinen	-	-	-	-	-	-	frisch	frisch	frisch	-	-	-
Pfirsiche	-	-	-	-	-	-	frisch	frisch	frisch	-	-	-
Preiselbeeren	-	-	-	-	-	-	-	-	frisch	-	-	-
Quitten	-	-	-	-	-	-	-	-	frisch	frisch	-	-
Rhabarber	-	-	-	frisch	frisch	frisch	-	-	-	-	-	-
Ribisel	-	-	-	-	-	-	frisch	frisch	-	-	-	-
Spätäpfel	Lager	Lager	Lager	Lager	-	-	-	-	frisch	frisch	Lager	Lager
Spätbirnen	Lager	Lager	-	-	-	-	-	-	frisch	frisch	Lager	Lager
Stachelbeeren	-	-	-	-	-	-	frisch	frisch	frisch	-	-	-
Walnüsse	Lager	Lager	Lager	Lager	Lager	Lager	Lager	Lager	Lager	frisch	frisch	Lager
Weichseln	-	-	-	-	-	frisch	frisch	-	-	-	-	-
Weintrauben	-	-	-	-	-	-	-	-	frisch	frisch	-	-
Zwetschken	-	-	-	-	-	-	-	frisch	frisch	-	-	-

Der Bio-Saisonkalender von GLOBAL 2000 hilft Ihnen beim Einkauf, die richtige Wahl bei Obst und Gemüse zu treffen. Gratis bestellen unter Tel. 01/812 57 30 oder per E-Mail unter office@global2000.at.

Glossar

Akupressur

Akupressur ist in China die Bezeichnung für eine Laienmassage zur Selbstbehandlung. Diese Therapieform wird auch bei all jenen Fällen, die für Akupunktur und Moxibustion geeignet sind, mit Erfolg eingesetzt. Ihre Anwendung empfiehlt sich im besonderen Maße bei sensiblen und nadelempfindlichen Patienten sowie bei älteren Menschen und Kindern.

Akupunktur

Jener Anteil der TCM, der im Westen am besten bekannt ist und der bei uns seit mehr als 50 Jahren immer häufiger als Zusatztherapieform angewendet wird.

Es werden bei dieser Behandlungsform mit dünnen Nadeln an genau definierten Körperstellen – den Akupunkturstellen – Reize gesetzt, die die gestörten Energieflüsse im Körper wieder anregen und somit die gestörte Balance wiederherstellen sollen.

Chinesische Kräutermedizin

Sie stellt den Hauptanteil der TCM-Heilkunde dar. Pflanzliche Heilmittel, aber auch tierische und mineralische Stoffe, werden nach den Regeln einer umfangreichen Systematik an Rezepturen verordnet. So werden den Kräutern energetische Eigenschaften – ähnlich den Nahrungsmitteln – zugeschrieben, die dann für die Auswahl der Kräuter von entscheidender Bedeutung sind. Es werden „kalte" Mittel zur Abfuhr von „Hitze" verordnet, usw.

Dreifacher Erwärmer

Schwer zu übersetzender Begriff der TCM, unter dem am ehesten die Kontrolle der geregelten Zirkulation der Körperflüssigkeiten zu verstehen ist.

Energetische Einteilung

Die energetische Einteilung der Nahrung ist natürlich nicht damit zu verwechseln, wie heiß oder kalt eine Speise tatsächlich ist – in Celsius-Graden gemessen. Entsprechend der Vorstellung der

TCM werden kalte, kühle, neutrale, warme und heiße Nahrungsmittel unterschieden. Bei „kalten" Krankheiten sollen „heiße" Nahrungsmittel genommen werden, usw.

„Fülle-Zustand"

Ist in einem Organ oder System zu viel Qi vorhanden, wird die daraus resultierende Störung Fülle-Zustand genannt. Das Qi neigt dann dazu, in einzelnen Organen blockiert zu werden, und verursacht Schwellungen, Stauungen und Trägheit.

Fünf Elemente
(oder fünf Wandlungsphasen, fünf Entsprechungen)

Die Fünf-Elemente-Theorie stellt einen frühen Grundpfeiler der chinesischen Naturphilosophie dar und versucht, alle Naturphänomene nach den Charakteristika der Elemente und ihren Beziehungen zueinander in einen großen Naturkreislauf zu ordnen. Sie sind somit ein Versuch, aus Dingen und Phänomenen des praktischen Lebens ein theoretisches Weltbild zu machen.
Die fünf Elemente sind Holz, Feuer, Erde, Metall und Wasser.
ACHTUNG: Der Begriff muss im Hintergrund der chinesischen Philosophie verstanden werden, und darf nicht mit den 4 antiken, griechischen Elementen gleichgesetzt werden.

Sieben Emotionen

In Ergänzung zu den äußeren, aus der Umwelt kommenden, krank machenden Faktoren kennt die chinesische Medizin auch die inneren Zustände, die schädlich auf uns einwirken können und die Balance zwischen Yin und Yang stören können. Die sieben Emotionen sind: Freude, Zorn, Angst, Grübeln, Sorge, Trauer, Schock. Wenn eines von diesen Gefühlen im Übermaß wirkt, hat es negative Wirkungen auf den Körper.

Feuchtigkeit, Nässe

Ist ebenfalls ein Yin-schädigendes Element und hängt mit Problemen zusammen, die nass, schwer, trüb und zäh sind. Feuchtigkeit hat absinkende Tendenz, also vor allem Symptome in der unteren Körperhälfte, wie Beinödeme, klebriger Stuhl,

Ausfluss, zähflüssige, trübe Sekrete; zäher und chronischer Krankheitsverlauf. Entsprechend dieser Zähigkeit sind auch die Symptome des Kranken, wenn die Nässe in ihn eingedrungen ist: dumpfes, schweres Empfinden, Völlegefühle, Erschöpfung, dumpfe Schmerzen in den Gelenken und im Kopf; Schwellungen. Milz/Pankreas ist besonders empfindlich für Feuchtigkeitssymptome.

Feuer

Das Feuer-Übel brennt die befallenen Organe aus, sodass wenig oder kein Qi mehr da ist. Feuer-Symptome sind am meisten mit der Leber, dem Magen und den Lungen verknüpft. Wirkt eines der anderen fünf Übel auf den Organismus ein, kann immer das Feuer dazukommen, das dann die Krankheit intensiviert und die betroffenen Organe und Gewebe „ausbrennt".

Gesundheitsbegriff in der TCM

Gesundheit herrscht, wenn Qi in ausreichender Menge vorhanden ist und ungehindert, rhythmisch durch den Körper fließt. Gesundheit kann aber auch als Harmonie, als Balance von Yin und Yang im Körper, aufgefasst werden.

Hitze

Hitze ist ein Yang-schädigendes Element und besitzt eine Neigung zum Aufsteigen. Mit dem Organ-Bezug zum Herzen ist sie nah an den Gefühlen und psychischen Symptomen angeordnet. So gehören Unruhezustände hierher, aber auch alle roten und heißen Symptome: Fieber, Gesichtsrötung, heiße, rote Hautschwellungen, dunkler, konzentrierter Harn, Halsschmerzen, Zungengeschwüre, rote Augen. Wenn sich die Hitze zum Feuer steigert, kommt es zu Krämpfen, Hautblutungen, inneren Blutungen, Koma, hohem Fieber.

Jing

Chinesisch Jing bedeutet Essenz der Niere.

Kälte

Kälte ist das wichtigste Yin-schädigende Element. Wenn die Kälte in den Körper eindringt, fühlt man ein Frösteln, Kopfschmerzen und Körperschmerzen. Kälte kann nicht nur die Lungen befallen, sondern auch Milz/Pankreas und den Magen, was dann Durchfall und Erbrechen zur Folge hat. Innere Kälte komm in der Regel von einem chronisch schwachen Yang und kann neben anderen Problemen kalte Hände und Füße sowie Durchfall verursachen.

Krankheitsbegriff in der TCM

Krankheit ist in der chinesischen Vorstellung eine Disharmonie und ein Zustand von Ungleichgewicht im Körper, ein Ungleichgewicht von Yin und Yang.

Dieses Ungleichgewicht kann durch externe Faktoren, die so genannten „Sechs Übel", also von außerhalb des Körpers, kommen. Aber auch innere Faktoren, die „Sieben Gefühle", können als Krankheitsursache wirken.

„Leere-Zustand"

Dieser Zustand liegt vor, wenn zu wenig Qi im Körper oder Organsystem ist. Bei zu wenig Qi wird der Körper schwach. Viele chronische Krankheiten, wie Blutarmut und Gelenksentzündungen etwa, werden in der chinesischen Medizin als solche Mangel-Zustände aufgefasst.

Massagetechniken

Die TCM kennt neben der Stimulation der Meridiane und Akupunkturpunkte mit Nadeln auch Therapieformen, bei denen mit den Händen Reize gesetzt werden, die den Qi-Fluss wieder anregen sollen. Sie sind von der Indikation und Konzeption her der Akupunktur ähnlich.

Meridiane

Nach der Vorstellung der TCM zirkulieren Qi und Blut im Körper in einem Kreis von Bahnen, den Meridianen. Die Meridiane fließen sowohl auf der Körperoberfläche als auch in den inneren

Organen. Wenn man gesund ist, fließen Qi und Blut ganz ungehindert durch die Meridiane und durch die Organe hindurch und sorgen damit dafür, dass der Körper harmonisch und in Balance funktioniert. Es finden sich keine anatomischen Strukturen, wie Nerven oder Gefäße, die diese Bahnen sein könnten. In der englischen Sprache werden sie als „channels" (=Kanäle) bezeichnet, was vielleicht eher der Vorstellung der TCM nahe kommt.

Milz/Pankreas

In der TCM wird unter diesem Begriff nicht Milz/Pankreas als anatomisches Organe gesehen, sondern der Begriff beschreibt die Funktion der Umwandlung und Weiterbeförderung der Nahrungsstoffe (daher eher der Funktion der Bauchspeicheldrüse entsprechend), der Regulation der Körperflüssigkeiten und der Kontrolle des Blutes.

Moxibustion (Wärmebehandlung)

Diese Methode wird in der Regel bei Kälte- und Mangelkrankheiten angewendet. Zu diesem Zweck wird das getrocknete Kraut eines Beifussgewächses in Form von Zigarren über die entsprechenden Akupunkturstellen gehalten und so dem Körper Wärme zugeführt. Es gibt auch Therapieformen, wo größere Flächen erwärmt werden, oder wo ein wenig von diesem Kraut glimmend auf die Akupunkturnadeln gesetzt wird.

Qi: die Kraft des Lebens

Qi ist ein fundamentaler Begriff der chinesischen Philosophie und kann als die für jedes Leben notwendige Energie verstanden werden. Alle Funktionen des Lebens, auf universeller wie auf persönlicher und körperlicher Ebene, sind Äußerungsformen von Qi. Manchmal wird versucht, Qi auch mit allem, was einen lebenden Körper von einem toten unterscheidet, darzustellen, oder mit Lebenshauch übersetzt. Qi ist die Quelle für alle Aspekte von Bewegung und Körperaktivität. Es ist für die Aufrechterhaltung der normalen Körperfunktionen verantwortlich, und auch dafür, den Körper vor dem Eindringen von äußeren schädlichen Faktoren zu schützen.

Qi Gong
Traditionelle Form einer meditativen Bewegungsform, bei der vor allem durch Atemübungen ein Ausgleich zwischen Yin und Yang erreicht werden soll.

Shen
Der Herrscher dieses inneren Landes ist „Herz-Geist", Xin, was auch Zentrum oder Mitte bedeutet. Er ist mit dem Shen, dem Geist, beschäftigt und hat die wichtigste koordinierende, regulierende, kontrollierende Funktion im Körper inne.

„Schleim"
In der TCM wird dem normalen „Schleim" die Aufgabe zugeschrieben. Lunge und Nase zu befeuchten. Es gibt aber auch den sogenannten „krankmachenden Schleim", der am ehesten dem Auswurf bei Lungenerkrankungen entspricht und durch das Festsetzen von Feuchtigkeit, und durch Einwirkung von Hitze oder Kälte auf den normalen Schleim entsteht.

Tai Ji Quan
Eine von vielen traditionellen Formen der Übungen, bei der vor allem durch fließende Bewegungen ein Ausgleich zwischen Yin und Yang erreicht werden soll.

Trockenheit
Ist ein Yang-schädigendes Element und kommt als warme und als kühle Trockenheit vor. Alle Trockenheitssymptome gehören hierher: trockene Zunge, trockene Haut und Schleimhäute, Nasenbluten, Halskratzen, trockener Husten.

Tuina
Die Traditionelle Chinesische Massage oder Tuina-Therapie (Tui = schieben, Na = greifen) ist die asiatische Massageform. Sie beeinflusst die Meridiane, die nach chinesischer Vorstellung Steuerungsfunktion besitzen. Die Indikation und das Konzept sind identisch mit der Akupunktur.

Tumorbegriff in der TCM

In der TCM gibt es in den klassischen Texten keine Entsprechung des Begriffes „Tumor" in der modernen westlichen Welt (Tumor im Westen verlangt eine feingewebliche Zuordnung). Störungen, die wir in der modernen Medizin als bösartige Tumoren oder Krebs bezeichnen, werden als Mangel an Qi und Störung der inneren Organe verstanden. Stagnation von Qi, Blutstau, eine Ansammlung von innerem Schleim und innerer Hitze können Ausdruck dieser Störungen sein. Als Ursachen werden emotionale Störungen, Schädigungen der inneren Organe, eine Disharmonie zwischen Qi und Blut, äußere krankmachende Faktoren und ungeeignete Ernährung angesehen.

Sechs Übel

In der TCM sind die sechs Übel äußere Kräfte im Universum, die in den Körper eindringen können und eine Krankheit verursachen können. Es sind dies: Wind, Kälte, Hitze, Feuchtigkeit, Trockenheit und Feuer.

Wind

Wind ist ein Yang-Pathogen (= krankmachendes Ereignis) und gehört innerhalb der fünf Elemente zum Frühling. Er befällt deswegen vor allem die oberen Schichten des Körpers: die Muskulatur, die Haut und das oberflächlichste Organ, die Lungen.

Yang

Yang bedeutet „die helle Seite des Berges". Yang steht für alles Warme, Helle und Trockene. Yang ist dynamisch, aktiv, expansiv und aggressiv: die Sinnesorgane, die Haare, also alles Äußere, Aktivität und Energieabgabe, die Därme, die Gallenblase und die Haut, die so genannten „Fu"-Organe.

Yin- und Yang-Konzept

Philosophisches Grundprinzip der klassischen chinesischen Philosophie und der TCM. Das Gleichgewicht aller Dinge des Lebens und der Natur werden durch Yin und Yang symbolisiert, die aber nicht nur als Symbole aufzufassen sind. Sie sind dabei weder als materielle Wesenheiten noch als physikalische Kräfte zu verstehen, und sie stellen komplementäre Gegensätze dar, die gemeinsam alles im Universum schaffen und unterhalten. Man kann sie auch als nützliche Bezeichnung für die Beziehungen der dynamischen Kräfte untereinander und zum Universum verstehen, um den immerwährenden Prozess natürlicher Veränderungen zu beschreiben. Yin und Yang kann man sich daher eher nicht als statische Zustandsbeschreibungen vorstellen, sondern als Prozess verstehen.

Yin

Yin ist in seiner Bedeutung als Schriftzeichen mit „die dunkle Seite des Berges" zu übersetzen. Yin ist das Dunkel, die Kälte, die Nässe, Yin ist stumm, statisch, inaktiv, sanft. Alles Innere ist Yin, Sehnen und Knochen, Energieaufnahme und -speicherung, das Herz, die Leber, die Lungen, die Knochen und die Nieren – die sogenannten „Zang"-Organe werden dem Yin zugeschrieben.

Literatur

Al Huang Chungliang: Tai Ji. Gräfe und Unzer, 1991

Alphen JV, Aris A: Orientalische Medizin. Verlag Paul Haupt, 1997

Engelhardt U, Hempen C-H: Chinesische Diätetik. Urban & Schwarzenberg, 1997

Feucht G: Geschichte der Akupunktur in Europa. Karl F. Haug Verlag, Heidelberg, 1977

Focks C, Hillenbrand N: Leitfaden der Chinesischen Medizin. Urban & Fischer, 2003

Hsu HY: Treating Cancer with Chinese Herbs. Chai Press, 1990

Kaptchuk TJ: Das große Buch der chinesischen Medizin. Otto Wilhelm Barth Verlag, 1990

Kubiena T, Zhang XP: Tai Ji Quan – Die Vollendung der Bewegung. Verlag Wilhelm Maudrich, Wien München Bern, 1995

LoSan R, LeVert S: Chinese Healing Foods. Pocket Books, 1998

Meng A: Die Basistheorie der Akupunktur und TCM, eine Physiologie der TCM für den westlichen Mediziner. Verlag Wilhelm Maudrich, Wien München Bern, 1997

Meng A: Lehrbuch der Tuina-Therapie: Die TCM-Massage, 4. Aufl. Karl F. Haug Verlag, Heidelberg, 1999

Meng A, Exel W: Chinesisch Heilen. Kneippverlag Österreich, 2004

Temelie B: Ernährung nach 5 Elementen. Joy Verlag, 2003

Temelie B, Trebuth B: Das 5-Elemente-Kochbuch. Joy Verlag, 1999

Xie Z, et al: Dictionary of Traditional Chinese Medicine. Commercial Press, Hong Kong, 1988

SpringerMedizin

Alexander Meng

Gesundheitsvorsorge mit TCM

Philosophie – Krankheitslehre – Diagnostik – Therapie

2005. Etwa 350 Seiten.
Gebunden **EUR 59,80**, sFr 99,–
ISBN 3-211-25213-4
Erscheint August 2005

„Das Teuerste auf der Erde ist das Leben" (Daodejing). Im alten China wurden Ärzte so lange gut bezahlt, wie die ihnen Anvertrauten gesund blieben. Der Mensch bildete mit Natur, Himmel und Erde eine untrennbare Einheit. Auch in unserem Zeitalter wird das Thema Gesundheitsvorsorge immer bedeutender, oft mangelt es jedoch an der konkreten Umsetzung. Deshalb ist ein zentrales Anliegen dieses Buches die Integration von traditioneller chinesischer in die westliche Medizin, unter besonderer Berücksichtigung der philosophischen Wurzeln der TCM aus den Originalquellen.

Zudem geht der Autor sehr praxisrelevant auf Krankheits- und Therapiekonzepte in Geriatrie und Onkologie sowie auf kardio- und zerebro-vaskuläre Erkrankungen und auf Störungen im Verdauungs- und Immunsystem ein. Die therapeutischen Möglichkeiten von Akupunktur, Tuina, Moxibustion, Qigong, Taijiquan, Diät, chinesische Kräutermedizin und Fengshui werden als Ergänzung zur westlichen Schulmedizin aufgezeigt.

SpringerWienNewYork

P.O.Box 89, Sachsenplatz 4–6, 1201 Wien, Österreich, Fax +43.1.330 24 26, books@springer.at, **springer at**
Haberstraße 7, 69126 Heidelberg, Deutschland, Fax +49.6221.345-4229, SDC-bookorder@springer-sbm.com, springeronline.com
P.O. Box 2485, Secaucus, NJ 07096-2485, USA, Fax +1.201.348-4505, orders@springer-ny.com, springeronline.com
EBS, 3–13, Hongo 3-chome, Bunkyo-ku, Tokyo 113, Japan, Fax +81.3.38 18 08 64, orders@svt-ebs.co.jp
Preisänderungen und Irrtümer vorbehalten.

SpringerMedizin

Reinhard L nger, Heinz Schiller

Gesundheit aus der Naturapotheke

Richtiger Umgang mit pflanzlichen Arzneimitteln

2004. X, 343 Seiten. 32 ganzseitige Farbtafeln,
122 Einzeldarstellungen von Heilpflanzen.
Gebunden **EUR 29,80**, sFr 51,–
ISBN 3-211-20321-4

Der Großteil der pflanzlichen Arzneimittel wird von Patienten selbst – ohne ärztliche Verordnung – gekauft. Für all jene Personen, die Phytopharmaka selbst anwenden wollen oder gezielt Arzt oder Apotheker ansprechen wollen, bietet dieses Buch wissenschaftlich fundierte Informationen. Es ist kein weiteres „Kräuterbuch", sondern legt die Vorteile und Grenzen der Therapie mit pflanzlichen Arzneimitteln dar.

Nach einleitenden Kapiteln werden alle Indikationsgebiete besprochen, in denen pflanzliche Arzneimittel sinnvoll eingesetzt werden können. Die Kapitel sind untergliedert in einen medizinischen (Funktion der betreffenden Organe, Krankheitssymptome, Grenzen der Selbstbehandlung) und einen pharmazeutischen Teil (Stellenwert der Phytotherapie, Pflanzen und ihre Wirkweise, einfache Hausmittel, empfehlenswerte Präparate aus Apotheke und Reformhaus).

Spezielle Kapitel (Schwangerschaft, Stillperiode, Kinder, ...), Bewertungen von „Wundermitteln", sowie Glossar, Adressteil und Register runden den Inhalt ab.

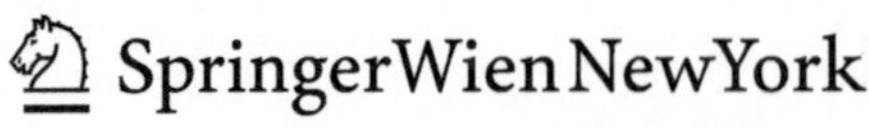

P.O.Box 89, Sachsenplatz 4–6, 1201 Wien, Österreich, Fax +43.1.330 24 26, books@springer.at, **springer.at**
Haberstraße 7, 69126 Heidelberg, Deutschland, Fax +49.6221.345-4229, SDC-bookorder@springer-sbm.com, springeronline.com
P.O. Box 2485, Secaucus, NJ 07096-2485, USA, Fax +1.201.348-4505, orders@springer-ny.com, springeronline.com
EBS, 3–13, Hongo 3-chome, Bunkyo-ku, Tokyo 113, Japan, Fax +81.3.38 18 08 64, orders@svt-ebs.co.jp
Preisänderungen und Irrtümer vorbehalten.

SpringerLebensmittelwissenschaften

Hanni Rützler

Was essen wir morgen?

13 Food Trends der Zukunft

2005. 172 Seiten. Zahlreiche farbige Abbildungen.
Gebunden **EUR 24,90**, sFr 42,50
ISBN 3-211-21535-2

Dieses Buch ist ein echter „Leckerbissen" für alle, die sich mit der Zukunft des Essens beschäftigen – und wer tut das nicht?

Was die Autorin sich damit vorgenommen hat, beschreibt sie selbst so: „Theoretisch können wir tagtäglich unter einer fast unendlichen Vielfalt an Lebensmitteln und Kostformen frei wählen. Praktisch werden aber unsere alltäglichen Essentscheidungen von gesellschaftlichen Megatrends beeinflusst. Zudem verändern sich die individuellen Lebensgeschichten und adäquat dazu die Essstile.

Mit meinem Buch möchte ich dem bewegten Lebensmittelmarkt Struktur geben und mit Hilfe von 13 Food Trends die zentralen Entwicklungschancen für Landwirtschaft, Lebensmittelverarbeiter, Gastronomie und Handel aufzeigen. Dabei sollen auch die KonsumentInnen auf den Geschmack kommen: Sie erhalten spannende Einblicke in die ‚essbare Konsumwelt' von morgen und eine profunde Orientierung für einen bewussten Lebensmitteleinkauf."

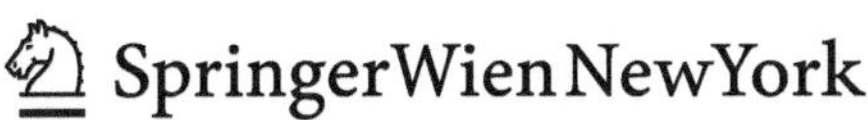

P.O.Box 89, Sachsenplatz 4–6, 1201 Wien, Österreich, Fax +43.1.330 24 26, books@springer.at, **springer at**
Haberstraße 7, 69126 Heidelberg, Deutschland, Fax +49.6221.345-4229, SDC-bookorder@springer-sbm.com, springeronline.com
P.O. Box 2485, Secaucus, NJ 07096-2485, USA, Fax +1.201.348-4505, orders@springer-ny.com, springeronline.com
EBS, 3–13, Hongo 3-chome, Bunkyo-ku, Tokyo 113, Japan, Fax +81.3.38 18 08 64, orders@svt-ebs.co.jp
Preisänderungen und Irrtümer vorbehalten.

Springer und Umwelt

Als internationaler wissenschaftlicher Verlag sind wir uns unserer besonderen Verpflichtung der Umwelt gegenüber bewusst und beziehen umweltorientierte Grundsätze in Unternehmensentscheidungen mit ein.

Von unseren Geschäftspartnern (Druckereien, Papierfabriken, Verpackungsherstellern usw.) verlangen wir, dass sie sowohl beim Herstellungsprozess selbst als auch beim Einsatz der zur Verwendung kommenden Materialien ökologische Gesichtspunkte berücksichtigen.

Das für dieses Buch verwendete Papier ist aus chlorfrei hergestelltem Zellstoff gefertigt und im pH-Wert neutral.